대사증후군을 극복하는 음식과 운동편
우울증 음식이 정답이다

꿈이있는집플러스

우울증
음식이 정답이다

우리가 몰랐던 우울증에 효과적인 방법
우울증 음식이 정답이다

초판 1쇄 인쇄 - 2024년 07월 19일
편 저 - 동의보감 약초사랑
편집 제작 - 행복을만드는세상
발행처 - **꿈이있는집플러스**
발행인 - 이영달
출판등록 - 제2018-14호
서울시 도봉구 해등로 12길 44 (205-1214)
마켓팅부 - 경기도 파주시 탄현면 금산리 345-10(고려물류)
전화 - 02) 902-2073
Fax - 02) 902-2074
E-mail : bookdream@naver.com

ISBN 979-11-93706-04-6 (03510)

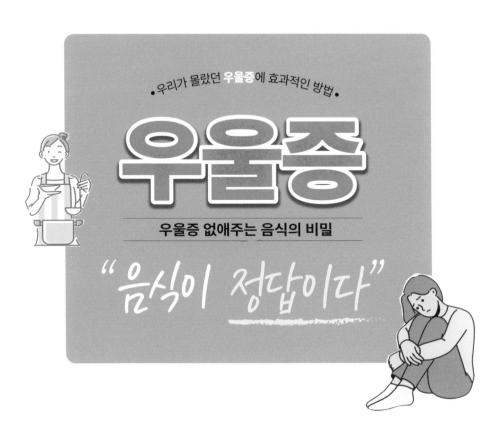

• 우리가 몰랐던 **우울증**에 효과적인 방법 •

우울증

우울증 없애주는 음식의 비밀

"음식이 정답이다"

꿈이있는집플러스

 여성이 남성의 2배이 많고 20대가 가장 많다는 이 질병은 우울증이다. 우울증 환자가 100만 명을 넘어선 것으로 집계되었지만 병원을 다녀온 사람 숫자이고 집계가 안된 우울증 환자수는 몇 배가 더 많을 것이다. 환자 수는 여성이 남성보다 두 배 많았으며 연령별로는 20대가 가장 많았다. 건강보험심사평가원이 최근 발간한 통계에 따르면 2022년 우울증으로 진료 받은 환자는 100만 32명이다. 우울증 환자는 2018년 75만 3011명에서 2021년에 91만 명대로 올라섰다가 100만 명을 넘어섰다. 2022년 환자 수는 2018년 대비 32.8% 급증한 수치다.

 성별로 보면 남성보다 여성에서 우울증이 심각했다. 여성 우울증 환자는 67만 4050명으로 남자 32만 5982명의 2배 넘는 수준이다. 2018년 대비 증가율도 여성 우울증 환자가 34.7%에 달해 남성(29.1%)보다 높았다. 연령별로 나눠보면 20대 19만 4200명가 가장 많고, 이어 30대 16만 4942명, 60대 14만 9365명 40대 14만6842명 순이었다.

 우울증(우울장애)은 의욕, 관심, 정신활동 저하, 식욕부진, 불면증, 지속적 슬픔, 불안초조, 우울감(마음이 답답하거나 근심스러워 활기가 떨어진 감정) 등이 나타나는 증상이며, 이로 인해 감정, 인지, 정신, 신체 등에 변화를 일으키는 매우 심각한 질환이다. 다시 말해 우울장애는 개인의 전반적 삶에 커다란 영향을 끼치는 무서운 질환이다. 더구나 우울증은 일시적 우울감이 아니라 정신적 나약함이 장기간 표현되는 것으로 스스로의 의지에 따라 해결할 수가 없다.

식습관은 우리의 몸에 다양한 영향을 미친다. 식습관과 영양 상태는 체중 뿐아니라 호르몬, 신경전달물질, 인지기능, 기분 등에 영향을 미치는 것으로 알려져 있다. CCK, NPY, BDNP는 식사와 관련이 있으면서 동시에 우울증과도 밀접한 관계를 갖고 있다. 위와 같은 이유로 식습관이 우울증과 연관이 있는지에 대해서 기존에 많은 연구들이 진행이 되어 왔다. 실제로 많은 연구들에서 식습관이 우울증 발생과 관련이 있다는 결과를 보였다. 특히 단음식, 짠음식, 고지방 음식, 과자 섭취 등은 우울증 발병 위험을 높이는 보고가 있었다.

이 책에서는 우울증의 개선 및 치료에 관하여 필요한 의학적 상식과 함께 집에서 간편하고 흔하게 먹는 음식의 선택과 요리방법을 선별에 놓았다. 건강한 음식들을 고르게 영양의 균형을 맞춰 섭취하여 우울증의 예방과 치료에 많은 도움이 되었으면 하는 바램이다.

우울증 자가진단 테스트 CES-D

우울증 자가진단 테스트 CES-D는 어떤 검사일까?
우울증진단 테스트 방법
우울증 자가진단 테스트 CES-D는 정확할까?

Chapter 01
우울증이란?

우울증이란?··· **38**
잘못된 식습관이 우울증을 유발할까? ···**44**

Chapter 02
우울증의 증상은 어떻게 나타날까?

우울증의 증상은 어떻게 나타날까?··· **48**
우울증의 특징와 증상 ··· **53**

Chapter 03
우울증과 불면증은 어떤 관계일까?

우울증과 불면증은 어떤 관계일까?··· **66**

Chapter 04
우울증의 종류와 자가진단과 치료방법

01 갱년기 우울증 증상과 자가진단 ··· **76** / 02 주부우울증 증상과 자가진단 ···
81 / 03 청소년우울증 증상과 자가진단 ··· **84**/ 04 임산부 우울증 증상과 자가
진단 ··· **89** / 05 산후우울증 증상과 자가진단 ··· **92** / 06 스트레스 우울증 증상
과 자가진단 ··· **95** / 07 실직자 우울증 증상과 자가진단 ··· **98** / 08남성 갱년
기 우울증 증상과 자가진단 ··· **101** / 09 퇴직자나 명퇴자 우울증 증상과 자가
진단 ··· **105** / 10 노인 우울증 증상과 자가진단 ··· **108**

Chapter 05
내 가족이 우울증에 빠졌다면?

내 가족이 우울증에 빠졌다면?… 112 / 우울증 환자들이 보이는 삶의 변화
… 112 / 우울증 환자의 가족이 겪는 변화 … 113 / 우울증의 예방과 치료
… 114

Chapter 06
단백질이 부족했을 때 오는 우울증

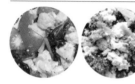

단백질이 부족했을 때 오는 우울증 … 116

계란토마토시금치볶음 … 118

소고기 덮밥 … 120

소고기느타리버섯국 … 121

두부 브로콜리볶음 … 122

연어회덮밥 … 124

치즈브로콜리 … 125

비타민B군은 우리 몸에서 어떤 역할을 할까? … 126
우울증에서 벗어나는 Self-management 1 … 128

Chapter 07
아연이 부족했을 때 오는 우울증

아연이 부족했을 때 오는 우울증 … 132

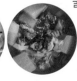

굴미역국 ··· 134

돼지간 고추볶음 ···136

양고기카레 ···137

소고기무국 ···138

구워먹는 두부요리 ··· 140

참깨브로콜리 무침 샐러드 ··· 141

달걀노른자 볶음밥 ··· 142

아연은 우리 몸에서 어떤 역할을 할까? ··· 144

우울증에서 벗어나는 Self-management 2 ··· 146

Chapter 08
엽산(비타민 B복합체)이 부족했을 때 오는 우울증

엽산(비타민 B복합체)이 부족했을 때 오는 우울증 ··· 152

느타리버섯 브로콜리 볶음 ··· 153

브로콜리란 무엇인가? ··· 154

브로콜리 무침 ··· 155

콩나물오이냉채 ··· 156

검은콩을 먹어야 하는 이유는? ··· 158

식약처에서 권장하는 쇠고기와 검은콩 요리 ··· 159

시금치 파스타 ··· 160

아보카도 브로콜리 샐러드 ··· 161

엽산은 몸에서 어떤 역할을 하는 것일까? ··· 162

우울증에서 벗어나는 Self-management 3 … 164

Chapter 09
비타민D가 부족했을 때 오는 우울증

비타민D가 부족했을 때 오는 우울증 … 168

연어회덮밥 … 171

표고버섯덮밥 … 172

백종원 꽁치조림 … 174

호두멸치볶음 … 175

느타리버섯달걀덮밥 … 176

참치 다시마채 볶음 … 178

비타민D는 몸에서 어떤 역활을 할까? … 179
우울증에서 벗어나는 Self-management 4 … 181

Chapter 10
철분이 부족했을 때 오는 우울증

철분이 부족했을 때 오는 우울증 … 184

바지락 미역국 … 186
콩비지찌개 … 188
퍽퍽하지 않는 돼지 간 … 189
다시마채 무침 … 190
철분은 몸에서 어떤 역할을 할까? … 192
우울증에서 벗어나는 Self-management 5 … 194

Chapter 11
오메가3(DHA, EPA)가 부족했을 때 오는 우울증

오메가3(DHA, EPA)가 부족했을 때 오는 우울증 … 200

아마씨 강정 … 201
시금치두부무침 … 202
연어 딸기샐러드 … 204
고등어양념구이 … 205
호두와 아몬드 청양고추 멸치볶음 … 206
참치 브로콜리무침 … 208
오메가3 (DHA, EPA)는 우리 몸에서 어떤 역할을 할까? … 209
우울증에서 벗어나는 Self-management 6 … 212

Chapter 12
치매와 우울증 차이점은 무엇이 다를까?

치매와 우울증의 차이점은 무엇이 다를까? … 216 / 치매와 다른 노인 우울증의 특징 … 217 / 몸의 신호에서 오는 우울증의 신호 … 218 / 우울증으로 나타나는 신체의 증상 … 219 / 건망증과 우울증은 무엇이 다를까? … 221 / 주부 건망증은 주부 우울증 치료가 우선이다 … 222 / 주부우울증에서 벗어나는 방법 … 223

Chapter 13
우울증에 대한 잘못된 상식

우울증이 있을 때 여행은 어떤 영향을 줄까? … 228 / 집안에서 시간을 보내는 것은? … 229 / 술, 담배, 마약 등에 의지하는 것은? … 229

특별부록
우울증에 좋은 12가지 맞춤주스

우울증의 고혈압, 이뇨작용에 좋은
당근, 양상치, 아스파라가스 맞춤주스 … 232

우울증의 감기에 좋은
무, 과일 야채주스 … 233

우울증의 관절염에 좋은
야채맞춤주스 … 234

우울증의 급성간염에 좋은
당근 야채 맞춤주스 … 235

우울증의 당뇨병에 좋은
당근 셀러리 맞춤주스 … 236

우울증의 변비에 좋은
시금치 당근 맞춤주스 … 237

우울증의 다이어트에 좋은
야채 맞춤주스 … 238

우울증의 빈혈에 좋은
야채 맞춤주스 … 239

우울증의 소화불량에 좋은
레몬 야채 맞춤주스 … 240

우울증의 식욕부진에 좋은
과일 야채 맞춤주스 … 241

우울증의 신경통에 좋은
과일 맞춤주스 … 242

우울증의 혈압조절에 좋은
야채 과일 맞춤주스 … 243

부록

벽이나 냉장고에 붙여놓고 보는
우울증에 좋은 요가운동과
간편한 집밥 레시피 브로마이드

우울증 자가진단 테스트
CES-D

이 검사는 미국 국립보건원(NIH) 산하 정신건강연구소(NIMH)에서 개발한 자가보고형 심리검사이다.

총 20개의 문항으로 구성되어 있으며 각 문항마다 0점~3점까지의 점수를 부여한다.

아래에 적혀 있는 문항을 잘 읽으신 후 지난 1주일 동안 당신이 느끼고 행동한 것을 가장 잘 나타낸다고 생각되는 숫자에 O표 하면 된다.

0 극히 드물게 (1일 이하)
1 가끔 (1~ 2일)
2 자주 (3~ 4일)
3 거의 대부분 (5일 이상)

우울증 진단 문항을 읽고 자신과 가장 가깝다 느껴지는 것에 체크해서 합 한다.

지난 일주일간 나는		극히 드물다 (1일 이하)	가끔 (1~2일)	종종 (3~4일)	거의 항상 (5~7일)
1	평소에는 아무렇지도 않던 일들이 괴롭고 귀찮게 느껴진다	0	1	2	3
2	먹고 싶지 않고 식욕이 없다	0	1	2	3
3	어느 누가 도와준다 하더라도 나의 울적한 기분을 떨쳐버릴수 없을것 같다	0	1	2	3
4	무슨 일을 하든 정신을 집중하기가 힘들다	0	1	2	3
5	비교적 잘 지낸다	3	2	1	0
6	상당히 우울하다	0	1	2	3
7	모든 일들이 힘들게 느껴진다	0	1	2	3
8	앞일이 암담하게 느껴진다	0	1	2	3
9	지금까지의 내 인생은 실패라고 생각이 든다	0	1	2	3
10	적어도 보통 사람들만큼의 능력은 있었다고 생각한다	3	2	1	0

지난 일주일간 나는		극히 드물다 (1일 이하)	가끔 (1~2일)	종종 (3~4일)	거의 항상 (5~7일)
11	잠을 설친다(잠을 잘 이루지 못한다)	0	1	2	3
12	두려움을 느낀다	0	1	2	3
13	평소에 비해 말수가 적어졌다	0	1	2	3
14	세상에 홀로 있는 듯한 외로움을 느낀다	0	1	2	3
15	큰 불만 없이 생활했다	3	2	1	0
16	사람들이 나에게 차갑게 대하는 것 같다	0	1	2	3
17	갑자기 울음이 나온적이 있다	0	1	2	3
18	마음이 슬프다	0	1	2	3
19	사람들이 나를 싫어하는 것 같다	0	1	2	3
20	도무지 무엇을 해 나갈 엄두가 나지 않는다	0	1	2	3

(전겸구, 최상진, 양병창(2001). 통합적 한국판 CES-D 개발. 한국심리학회지 건강, 6(1), 59-76)

우울증 자가진단 테스트 판정방법

0 ~ 15점은 건강한 상태이다.
16 ~ 20점은 경미한 우울한 상태이다.
21 ~ 24점은 중한 우울한 상태이다.
25점 이상은 심한 우울증이 있는 상태로 전문가에게 상담을 받아보는 것이
좋다.

우울증 자가진단 테스트 CES-D는
어떤 검사일까?

and Answer

우울증을 자가진단 할 수 있는 테스트인 CES-D (The Center for Epidemiologic Studies Depression Scale) 에 대해서 알아보며 1977년도 연구 자료이다.

우울증 자가진단 테스트 CES-D는 지역사회 거주자들을 대상으로 우울증에 대한 역학 연구를 진행하기 위한 도구로 미국 NIMH (National Institute of Mental Health)에서 개발 되었다. 때문에 자가진단 테스트가 짧고, 구조화 되었으며, 스스로 진행할 수 있다는 장점이 있다.

우울증 자가진단 테스트 CES-D 하는 방법은 20가지의 항목으로 구성이 되어 있고, 각 항목마다 최근 1주간 얼마나 해당 증상이 있었는지를 점수로 체크를 하면 된다.

우울증진단 테스트 방법

and Answer 우울증 자가진단 (CES-D : Center for Epidemiological Studies-Depression Scale) 척도내용 우울증의 1차 선별용 도구이다.

총 20문항으로 증상의 존재기간을 기준으로 정도를 측정하므로 역학연구에 특히 적절하며 국가, 민족, 연령군, 남녀 간의 우울증의 유병율을 비교하는데 널리 사용된다.

주요 측정 내용은 우울한 기분, 죄의식, 자신이 무가치하다고 느껴짐, 무기력감, 절망감, 정신운동의 지체, 식욕감퇴, 수면장애 등이다.

실시방법 자기보고식 각 문항에 대해 0~3점 척도로 표시하며 채점방법 각 문항의 점수를 더하면 된다.

우울증 자가진단 테스트 CES-D는
정확할까?

and Answer 자가설문 검사의 경우, 스스로 하는 검사이기 때문에 아무래도 정확도는 조금 떨어질 수도 있다.

CES-D 검사 결과 16점 이상일 때, 정상인의 15~19%으로 우울증으로 진단이 되었다 한다. 워싱턴 병원의 우울증 환자들을 대상으로 CES-D 검사를 하였을 때는 70%가 우울증으로 진단이 되기도 하였고 임상적으로 우울증이 있는 환자분들 중에 30%는 CES-D 검사 상 우울증이 아닌 것으로 나올 수 있다. 어떤 우울증 환자 분들이 우울증 자가진단 테스트 CES-D에서는 우울증이 있음에도 불구하고 우울증 자가진단 테스트 CES-D 에는 정상으로 나올 수 있다.

Chapter

01

우울증이란?

우울증이란?

and Answer 　우울증(우울장애)은 기본 장애의 일종으로 의욕, 관심, 정신활동 저하, 식욕부진, 불면증, 지속적 슬픔, 불안초조, 우울감(마음이 답답하거나 근심스러워 활기가 떨어진 감정) 등이 나타나는 증상이며, 이로 인해 감정, 인지, 정신, 신체 등에 변화를 일으키는 매우 심각한 질환이다.

다시 말해 우울장애는 개인의 전반적 삶에 커다란 영향을 끼치는 무서운 질환이다. 더구나 우울증은 일시적 우울감이 아니라 정신적 나약함이 장기간 표현되는 것으로 스스로의 의지에 따라 해결할 수가 없다. 우울증을 장기간 앓고 있는 대부분의 환자들은 전문의나 전문가들의 도움을 받지 못하고 있다는 현실이 매우 안타까울 뿐이다. 따라서 전문의나 전문가의 적절한 치료나 상담치료를 받게 된다면 대부분 호전되거나 극복하여 정상적인 생활로 돌아갈 가능성이 매우 높다.

우울증은 크게 생물학적, 유전적, 심리적 원인이 있다. 첫 번째, 생물학적 원인은 환자 개인이 받는 심리적 부담에 의한 경우가 많다. 스스로 세운 목표나 대인관계에서의 좌절, 지나친 업무량이나 주위 사람들의 기대 등이 원인이다.

두 번째는 유전적 원인이다. 일부 연구에서 우울증을 가진 가족 내에서 우울증이 더 잘 발생하는 것으로 보고되고 있다. 아직 우울증을 유발하는 유전자가 밝혀진 것은 아니다.

마지막은 심리적 원인이다. 심리적 원인은 다른 원인에 비해 발생 요인이 광범위한데. 우울증을 앓고 있는 환자 개개인이 처한 상황이 모두 다르기 때문이다. 예를 들어, 완벽주의, 열등감, 경제적 어려움, 지인의 사망 등이 있다.

우울장애에 대한 국가별 통계를 살펴보면 발병률에 대한 차이가 많다. 미국, 유럽, 뉴질랜드 등은 우울장애 평생 발병률이 10.1%~16.6%로 높은 반면에 한국, 중국 등은 5%이하로 낮다.

우울증이 생기는 원인

우울증이 생기는 원인은 스트레스 같은 환경적인 요인, 뇌의 세로토닌 감소와 같은 유전적 요인이 원인이기도 하다. 과거에는 유전적 요인과 환경적 요인을 나누어서 보는 경향이 있었는데, 최근에는 후생유전학 연구의 발전으로 유전자 발현에 환경이 미치는 영향이 규명되면서 통합적으로 보는 편이다. 우울증에 취약한 유전자를 가지고 태어났더라도 좋은 환경이라면 유전자의 발현을 막을 수도 있고 반대의 경우도 있을 수 있는 것이다. 정신질환 중에서 유전적 소인이 강한 병은 조현병과 조울증이고, 우울증은 이런 질병보다는 유전적인 소인이 덜한 것으로 알려져 있기도 하다.

우울증은 누구나 걸릴 수 있는 있다. 그러나 한국 사회에서 우울한 감정은 정신이 유약한 것이라는 편견 때문에 의사 등 다른 사람에게 도움을 요청하기를 꺼리다가 자살 등 극단적인 선택에 이르는 경우가 적지 않다. 세계보건기구(WHO)에 따르면 한국의 2016년 기준으로 우울증 환자는 성인 인구의 4.54%인 214만 5000여 명 수준이다.

우울증은 모든 나라에서 여자에게 많이 나타난다. 우울증뿐만이 아니라 공황장애, 불안장애와 식이장애 역시 여자가 남자 보다 2~3배 많다. 반면 남성은 중독 관련 질환의 유병률이 여성보다 크게 높다.

아동기 트라우마가 우울증을 유발하기도 한다.

아동기 트라우마는 성인기 우울증의 중요한 원인이 되기도 한다.

어릴 때 경험한 정신적 충격이나 슬픈 감정이 뇌의 해마에 기억으로 저장되고, 성인이 돼서 스트레스 상황이 됐을 때 어린 시절 상처받은 나로 돌아가 다시 우울해하는 것이다. 성인이 돼서는 어릴 때와 달리 어려운 상황을 극복할 만한 힘이 있지만, 어릴 적 트라우마 때문에 극복하지 못하고 우울감을 토로하는 것이다.

재난 트라우마가 우울증을 유발하기도 한다.

전 국민의 60%는 사고, 재난 같은 커다란 트라우마를 겪는 것으로 조사돼 있다. 사고, 재난 같은 외상적 사건을 경험한 뒤 1~2개월간은 불안해하고 슬픈 감정이 드는 것은 정상이지만 이런 감정이 계속되면 외상후스트레스장애를 의심해야 한다. 사고, 재난을 겪은 사람의 80%는 괴롭지만 받아들이고 회복을 하지만 10~20%는 과도하게 불안해하고 우울해하는 외상후스트레스장애가 남기 때문이다. 외상후스트레스장애 환자의 60%는 우울증을 동반하기도

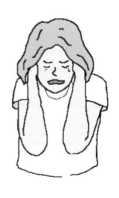

하여 최근 사고나 재난 이후 정신건강을 살펴야 한다는 의견이 높아지고 있다. 미국이나 유럽, 일본 정부는 사고나 재난 후 72시간 내 사고 현장으로 재난응급정신의료팀을 보내 정신건강서비스 등을 제공하고 있는 것도 이런 현상이 일어났기 때문이다.

직업적인 트라우마가 오기도 한다.

 소방관의 우울증 유병률이 일반인에 비해 4.5배 높은 것은 생명을 구하기 위해 재난과 사고 현장에 자주 노출될 수밖에 없는 직업인들은 외상후스트레스장애의 유병률이 매우 높기 때문이다. 군인, 경찰 등도 비슷하여 외상후스트레스장애가 우울증을 동반하거나 기존 우울증을 악화시킬 수 있기 때문에 우울증의 유병률 역시 높다. 또한 문학과 예술과 관련된 직업도 우울증, 조울증의 비율이 높다. 이는 감정을 깊이 경험하는 직업의 특성일 수도 있고, 고통을 창작으로 승화하려 문학이나 예술 관련 직업을 택한 분들의 특성이기도 하다.

SNS가 우울증 유발하기도 한다.

 최근에는 SNS가 우울증을 유발할 수 있다는 의견이 많이 있다. SNS는 수많은 사람들과 소통이 가능하지만, 상처도 많이 받기 때문이다. 모르는 사람들에게 받는 악플 때문에 상처를 받고 피드백이 빨라 사람들이 점점 즉각적인 만족을 원하게 만들고 있어, 반응이 오지 않으면 우울함을 느끼기도 한다. SNS를 하면서 우울한 감정을 느낀다면 SNS와 멀어지는 시간을 갖는 것이 필요하고 자기 성찰의 시간을 갖는 것이 좋다. 현실의 인간관계를 통해 서로 소통하고 공감하는 시간을 가져야 한다.

Question

잘못된 식습관이 우울증을 유발할까?

and
Answer
식습관은 우리의 몸에 다양한 영향을 미친다. 식습관과 영양 상태는 체중 뿐 아니라 호르몬, 신경전달물질, 인지 기능, 기분 등에 영향을 미치는 것으로 알려져 있다. CCK, NPY, BDNP는 식사와 관련이 있으면서 동시에 우울증과도 밀접한 관계를 갖고 있다.

위와 같은 이유로 식습관이 우울증과 연관이 있는지에 대해서 기존에 많은 연구들이 진행이 되었었다.

실제로 많은 연구들에서 식습관이 우울증 발생과 관련이 있다는 결과를 보였다. 특히 단음식, 짠음식, 고지방 음식, 과자 섭취 등은 우울증 발병 위험을 높이는 결과를 보였다.

여러 연구들 중의 한 연구를 소개해 하면 많은 분들이 알고 있는 Women's Health Initiative Observational Study (WHI) 는 수만 명의 여성의 건강 상태와 질환에 대하여 전향적으로 연구를 진행한 유명한 연구이다.

해당 연구에서 여성들의 식습관과 우울증 발병 위험에 대해서 확인을 하였다. 우선 섭취한 식사의 혈당지수 (Glycemic index, GI)가 높은 상위 20% 여성이 혈당지수가 낮은 하위 20% 여성보다 우울증 발생 위험이 22% 높았다. 혈당이 빠르고 높게 오르는 식품군을 많이 섭취한 여성이 우울증 위험이 높았다. 또한 식이섬유, 과일, 야채를 많이 섭취한 군이 그렇지 않은 군보다 우울증 발병 위험이 낮았다는 연구결과를 보면 식습관이 우울증 발병과 연관이 있음을 알 수 있다.

물론, 식습관은 거주지역, 문화, 가족 환경 등 다양한 원인들에 영향을 받고, 이는 우울증 발병에도 영향을 줄 수 있기 때문에, 해당 연구 결과만 가지고 잘못된 식습관이 우울증을 유발한다고 단정 지을 수는 없지만 많은 연구들이 일관되게 식습관과 우울증과의 관계를 보고하고 있기 때문에, 우리는 그 영향을 간과할 수는 없는 것이다.

우울증 환자분들의 경우 식욕이 감소하여 영양 섭취가 불량하게 되며 우울증에 걸렸었을 때, 영양보조를 통해 영양 상태가 빨리 호전되는 경우가 실제로 있기도 하다. 때문에 우울증이 있을 경우 빠른 회복을 위해서 건강한 음식들을 고르게 잘 섭취하는 것을 권하고 싶다.

전 세계에서 우울증을 앓고 있는 환자는 얼마나 될까?

and
Answer

Global Burden of Disease에서 리서치의 한 결과에 따르면 2017년 전세계 우울증 환자 수는 2억6,400만명으로 전체 인구의 3.44% 수준이라고 한다. 이 중 한국의 우울증 환자 수는 1990년 122만명에서 2017년 186만명으로 약 1.5배정도 증가한 것으로 나타났다. 그런데 우울증 환자의 성별비율을 살펴보면 여성이 117만명, 남성이 68.9만명으로 약 2배가량의 차이를 보인다. 여성에게서 우울증이 많이 나타나는 이유는 무엇일까?

우울증의 원인은 나열할 수 없을 정도로 개개인마다 다르기 때문에, 여성에게서 특히 많이 나타나는 이유를 콕 집어 설명할 수는 없다. 하지만 사회적, 문화적인 차원에서 바라보았을 때 가사노동, 육아 등이 여성에게 치중된 것이 어느정도 영향을 미칠 수도 있다는 생각이 든다. 반면에 생물학적으로도 여성이 우울증을 많이 앓는 원인이 있다. 바로 호르몬인데. 임신과 출산 과정에서의 호르몬 변화와 폐경으로 인한 갱년기 증상으로 우울증이 다수 발생하기도 한다.

Chapter

02

우울증의 증상은 어떻게
나타날까?

우울증의 증상은 어떻게 나타날까?

and Answer 우울증은 우울감, 의욕 저하, 관심 상실 등이 핵심 증상이다. 이런 증상이 있기 전 사고력이나 집중력 저하, 우유부단, 피로감, 건망증, 수면장애 등이 앞설 수 있다. 또한, 식욕 부진이나 증가 혹은 체중 감소 등도 나타날 수 있다. 이렇게 우울증 증상이 심해지다 보면 폭식증이나 섭식장애로 이어질 수 있으며 자살에 대한 생각까지 하게 된다.

우울증 증상은 수일 또는 수주일 동안 점진적으로 발생하고 각 개인에 따라 각각 상이하게 나타난다. 우울증 핵심 증상은 우울감이나 삶에 대한 흥미나 관심 상실 등이다. 우울증에서 가장 무거운 증상은 자살사고로 이어지는데, 실제 우울증환자의 약 66.67%가 자살을 생각하고 이 가운데 10~15%가 자살을 실행한다. 그렇지만 일부 환자들은 스스로 우울증이라는 사실을 모르고 있으며, 더구나 일상에서도 기분이 완전 바닥일 때도 자신의 문제를 전문가에게 호소하거나 상담을 받지 않고 있다.

대부분의 우울증환자는 무기력감 또는 삶에 대한 의욕상실 등을 호소하고 있다. 또한 어떤 일이건 마무리하는데 있어 어려움을 호소하고 있으며, 학업 또는 직장에서도 업무를 정상적으로 처리하지 못하는 장애가 나타나고 새로운 일을 실행할 용기조차 갖지 못한다.

이런 우울증환자의 80%정도가 수면장애에 시달리고 있다. 예를 들면 아침에 잠을 깨기 전까지 깊은 잠을 이루지 못하면서 새벽에 깨거나 밤사이에도 자주 깨기도 한다. 거의 대부분 환자들이 식욕 감퇴와 체중저하가 나타나고 일부 환자들은 도리어 식욕이 증폭하거나 수면시간이 보통사람보다 길어지는 양상이 나타나기도 한다.

또한 우울증환자의 90%가 불안증상에 시달리을 경우도 많고 성욕저하 등의 문제가 나타나기도 한다. 우울증환자의 50% 정도가 하루에도 증상의 정도변화가 두드러지게 나타나는데, 보통 아침에 심했다가 오후에 완화되는 경우들이다. 특히 집중력 저하와 같은 인지기능 쪽 문제가 상당수에 나타나기도 한다.

이밖에 일부 우울증환자들 중에는 신체증상만을 호소하는 경우가 종종 있다. 하지만 여러 번의 내과적 검사를 함에도 불구하고 명확한 원인이 밝혀지지 않는 경우가 대부분이다. 이에 따라 우울증 진단과 치료가 늦어지면서 고생하는 경우도 많다. 한마디로 원인이 불분명한 신체증상이 지속된다면 우울증으로 한번쯤 의심해 봐야 한다.

자신이 우울증을 앓고 있다고 인지하는 것이 중요하다.

 우울증 환자가 자신이 우울증을 앓고 있다고 인지하는 경우가 70% 정도 된다. 요즘은 우울증에 대한 인지도가 높아지고, 과거에 비해 우울증에 대한 편견이 개선되면서 인지율은 점점 높아지고 있기도 하다. 과거에는 우울증에 대한 편견이 심해 우울증을 불면증으로 인식하거나 신체 증상으로 받아들이는 경우가 있었지만 실제로 우울증이 있으면 불면, 식욕저하, 소화 장애, 두통, 심계항진(심장 두근거림) 등의 신체 증상이 나타나는데, 이를 병으로 생각하고 여러 가지 검사를 반복적으로 받는 경우가 많다.

우울증 환자들은 자신의 감정을 주로 슬프다고 표현을 한다.

 우울증 진단 기준의 첫 번째가 지속적인 슬픔이다. 그리고 이전에 나를 즐겁게 하던 어떤 것도 재미가 없고 의욕이 없어지고 식욕도 저하되어 밥맛이 없고, 잠도 안 오고 불안함을 느낀다. 이렇게 살면 뭐하나 싶고, 지금까지 잘못 살아온 것 같기도 하고, 나 같은 못난 사람에게는 아무 희망이 없는 것 같아 자살까지 생각하게 되는 것이 우울증의 전형적인 증상이다.

우울증에 걸린 사람이 자신이 우울하다고 표현하지 않는 경우가 많다.

대신 일에 대한 의욕이 떨어지고, 집중력이 떨어지면서 생산성도 떨어지고 자꾸 실수를 하는데 이때 훈계나 지적을 하면 우울증에 걸린 사람은 이를 비난으로 받아들이고 더 위축되며 우울증은 악화되기도 한다. 일을 잘하던 사람이 이러한 변화가 나타나면 우울증을 의심해볼 필요가 있다.

중증 이상의 우울증에서는 자살 위험이 있다.

우울증 환자의 60~70%가 자살을 생각하고, 15%는 실제 자살을 시도하기도 한다. 특히 중증 이상의 우울증에서는 자살 위험이 있어서 이를 예방하는 것이 매우 중요하다. 실제 해외의 자살 사망자를 대상으로 한 심리부검연구에서는 자살 사망자의 95%가 정신질환을 진단할 수 있는 수준의 증상이 있었고, 정신질환의 80% 가까이가 우울증이었다. 한국에서도 중앙심리부검센터의 조사결과에 의하면 자살자의 88%에서 정신질환을 진단할 수 있다.

한국은 10년 이상 OECD 국가 중 자살률 1위를 기록하고 있기도 하다.

한국인의 자살률이 높은 이유, 여러 공공의 노력에도 줄지 않는 이유는 빠른 발전에 명암이 있기도 하다. 여러 사건 사고와 인재 등 안전에 대한 투자가 부족했고, 신체 건강과 함께 마음의 문제를 챙기지 못했지만 국민소득이 3만 달러가 되는 시점에서 정신 건강의 문제가 사회적 아젠더로 논의되고 해결되기 시작했다. 사회적 안전망을 강화하고, 자살을 예방 가능한 것으로 인식하고 적극적인 대책을 세우면 자살을 줄일 수 있다.

가벼운 우울증의 경우는 스스로의 노력만으로도 극복되는 경우가 있지만 더 심해지기 전에 치료를 하는 것이 최상의 방법이다.

우울증의 특징와 증상

and
Answer

　　미국 정신의학회에서는 정신장애 진단 및 통계 편람을 발간해 위와 같은 진단 기준들을 제시하고 있다. 아래의 증상들 중에서 절반 이상의 증상이 2~3주 정도 계속되며 사회적, 직업적 기능 저하를 수반한다면 정상적인 우울증인지를 떠나서 병적인 우울증인지 진단을 받아보아야 한다.

　우울증은 우울한 기분이나 흥미의 의 저하로 인해 일상이나 사회생활, 직업적 기능의 저하가 생기는 질환들을 말한다. 그중에서도 주요 우울장애라는 질환이 대표적인데, 간단하게 말하면 우울증의 증상과 특징이다.

● 지속적으로 우울한 기분이 든다.

　우울한 기분이 매일 지속되는 것을 말한다. 스스로 습관적으로 느끼는 경우가 대부분이고 심지어는 가벼운 일에도 눈물을 흘리는 등의 모습을 보이기도 한다. 자신에게는 아무런 희망이나 미래가 없다고 느껴 매일 대부분 시간 동안 슬프고 가슴이 텅 비어 있는 것 같기도 하다.

● 예전에 즐기던 흥미나 즐거움의 상실된다.

 모든 일상 활동에 흥미나 즐거움을 느끼지 못하며 이전에 즐기던 취미나 관심사에 대해서도 흥미가 떨어지고 성적 관심이나 욕구가 떨어지기도 한다. 평소 좋아하던 게임이나 운동의 취미 활동에 재미를 느끼지 못하고 친구들과 어울리려고 하지도 않고 일상적인 일에 무관심해진다.

 우울증은 주위에 있는 소중하고 사랑하는 것들로부터 기쁨이나 즐거움을 빼앗을 수 있다. 평소에 좋아했던 운동, 취미, 또는 친구들과의 접촉에 대한 흥미의 상실이나 금단 현상은 여전히 심각한 우울증의 또 다른 징후이다. 또 다른 우울증의 증상은 성욕의 감소되어 심지어 발기부전을 포함이 되기도 한다.

● 불면이나 과다 수면이 일어난다.

 거의 매일 불면이나 과다 수면이 일어난다. 불면증은 처음부터 잠에 들지 못하거나 잠에서 깨고 다시 잠들지 못하는 경우가 있다. 보통 잠드는데 평소보다 2시간 이상 늦게 잠들기도 하고 잠이 들더라도 뒤척이는 경우가 많고 겨우 잠을 들더라도 꿈을 자주 꾸고 자다가 깨면 다시 잠들지 못하는 날도 있다. 숙면의 부족은 또한 불안으로 이어질 수 있다. 반대로 보통 잠이 들면 평소 하루에 6~7시간 자던 수면 시간이 10시간 이상으로 늘어나기도 하며 일어나서도 개운함을 느끼지 못하고 졸릴 때가 많다. 그러면서 낮잠을 자는 일이 많아지기도 한다. 식욕 저하와 불규칙적인 수면과 수면 부족을 호소하는 전형적인 우울증과는 달리 과도한 식욕으로 체중이 늘기도 하며, 수면 시간이 평소보다 많아지거나 몸이 무겁게 느껴지기도 한다.

● 피로가 지나치게 느껴진다.

 거의 매일 피로하고 지친 날들을 보낸다. 평소 하던 일도 이전보다 시간이 더 지연되기도 하고 능률도 떨어지게 된다. 심한운동을 하지 않았는데도 몸이 피곤하고 설거지나 빨래 등 평소 하던 집안일을 할 때도 시간이 두 배로 걸리고 힘없이 나른해지기도 한다.

● 사고력과 집중력이 저하된다.

생각하고 집중하는 데 어려움이 있고 무언가를 결정하는 데도 오랜 시간이 걸리기도 하며 이로 인해 갑작스럽게 성적이나 업무 성과가 떨어지기도 하여 나이가 많은 경우 기억력의 문제로 치매를 의심하기도 한다. 정신이 산만해지거나 깜빡깜빡하는 일이 잦아진다. 그래서 주위사람들에게 지적을 받기도 한다.

● 정신 운동의 저하나 초조감이 나타난다.

평소와는 다르게 말과 행동이 뚜렷이 느려지기도 하며 주위사람들이 걱정이 되어 물어봐도 원인을 모르기 때문에 봤지만, 침묵하거나 낮은 목소리로 짧게 대답하기도 한다. 어떤 사람은 가만히 앉아있지 못할 정도로 안절부절 하기도 하며 주변을 서성이기도 하고, 주먹을 쥐었다 폈다를 반복하고 손톱이나 옷, 물건을 만지작거리거나 잡아당기기도 한다.

신경이 날카로워 지거나 안절부절 못하기도 하고 걱정이나 두려움으로 집중이 떨어지고 자신에 대한 통제력을 잃을 것 같다는 느낌을 동반하게 된다. 우울증이 불안을 일으키는 것으로 나타나지는 않지만 불안 증상은 다음과 같이 나타난다.

불안함을 느끼기도 하고 긴장감이나 위험, 공황 또는 공포의 느끼며 심박수와 호흡이 빨라지고 땀을 많이 흘리기도 한다. 떨리거나 근육 경련이 일어나기도 하고 집중하는 데 어려움을 겪기도 한다. 높은 수준의 불안감은 자살 위험도를 상승시킬 수 있는 위험한 증상이어서, 불안증이 동반될 경우 그렇지 않을 때보다 더욱 주의를 해야 한다.

● 자멸감이나 자책감을 느낀다.

단순한 자책이나 죄책감을 넘어 비현실적일 정도로 과도하고 부적절한 죄책감이 동반돼 있는지 확인해야 한다. 어떤 사람은 학교 시절 공부를 열심히 하지 않았다는 자신의 불만족 때문에 지금 성공하지 못한 것에 대한 심한 자책감을 느끼기도 한다. 주요 우울 장애는 삶에 대해 일반적으로 느끼는 방식에 영향을 미치는 감정 장애이다. 절망적이거나 무력한 인생관을 갖는 것은 우울증의 가장 흔한 증상이기도 하다.

● 남자의 경우 과민성 증세도 나타난다.

우울증은 성별에 다르게 영향을 미칠 수 있다. 연구 결과 우울증을 가진 남성들이 짜증을 내거나 도피성 또는 위험한 행동을 하며 약물 남용 또는 잘못된 분노와 같은 증상을 가질 수 있다는 것이 나타났다. 남자들은 또한 여자들보다 우울증을 인식이 크지 않거나 부족해서 치료를 위한 시기를 흘려보내거나 받지 않는 경우가 많다.

● 식욕이나 체중의 변화가 일어난다.

다이어트나 체중 조절을 하지 않아도 식욕 저하가 이어져 체중이 감소하거나 반대로 식욕이 증가해 체중이 증가하기도 한다. 입맛이 없어지며 배가 고파도 음식을 먹고 싶은 생각이 없으며 냄새를 맡으면 속이 안 좋고 먹는다 하더라도 억지로 먹는 기분이 든다. 체중이 1개월 사이에 3~4kg이 줄기도 하며 반대로 배가 고프지 않는데도 탄수화물이나 달콤한 유해 과자를 많이 찾게 되기도 한다. 체중이 1개월 사이에 반대로 5kg 이상이 늘기도 한다.

체중이나 식욕의 변화 등도 우울증이 있는 사람들에게 나타날 수 있다. 사람마다 다를 수 있지만 어떤 사람은 우울증 때문에 식욕이 증가하고 살이 찌기도 하고 다른 사람은 식욕이 없어 살이 빠지기도 한다. 식생활의 변화가 우울증과 관련이 있는지는 그것이 의도적인지 아닌지를 본인 스스로 알아야 한다.

● 주체할 수 없는 감정이 일어난다.

분노를 잠시도 다스리지 못하기도 한다. 그 다음에는 울기도 하며 주위의 환경은 변함이 없는데도 감정은 순간적으로 요동치기도 한다. 우울증은 기분 변화를 일으킬 수 있다.

● 자살에 대해 많은 생각을 하게 된다.

죽음이나 자살에 대해 생각하고 실제로 자살할 계획을 세우거나 실행으로 옮기기도 한다. 어떤 우울한 날에는 세상에서 본인이 사라지는 게 낫겠다고 생각하며, 자살에 대한 구체적인 계획을 세우기도 한다. 주변 친구들에게 아끼는 물건들을 주기도 하고 가족들에 대한 미안함을 담은 유언을 어떻게 쓸까 생각하기도 한다. 우울증이 심하면 때때로 자살과 관련이 있다. 자살로 죽는 사람들은 대개 먼저 우울증 증상을 보이기도 한다.

● 계절의 변화에 민감하다.

흔히 봄을 탄다거나 가을을 탄다는 말처럼 계절에 따라 발생하는 기분의 정도가 심할 때는 계절성 우울증을 진단할 수 있다. 보통 겨울에 우울감이 심해지는 경우가 많지만 사람에 따라 봄, 가을 할 것 없이 모든 계절에도 증상이 나타날 수 있다. 겨울형 계절성 우울증의 경우에는 비전형적 우울증과 비슷하게 잠을 많이 자거나, 하루 종일 무기력하고 탄수화물을 자주 먹거나, 과식을 동반하는 경우가 많다.

● 산후 우울증이 주삼기 우울증으로 확장된다.

과거 산후 우울증으로 불렸던 우울증이 주산기 우울증으로 확장된다. 기존에는 출산 직후 4주 이내에 발생하는 우울증을 산후 우울증이라 정의했지만 현재는 임신의 모든 기간부터 출산 후 4주 이내에 발생한 우울증을 주산기 우울증이라 정의한다.

주산기 우울증 원인은 임신과 출산 과정에서의 급격한 호르몬 변화, 엄마가 된다는 것에 대한 중학감과 경력 단절에 대한 걱정, 남편 또는 다른 가족 구성원과의 긴장이나 갈등 등 다양하다. 하지만 새로운 생명을 맞이하면서 느끼는 불안감과 부담감, 우울감은 자연스러운 것이다.

특히 TV에서처럼 아이를 보면 눈물이 펑펑 쏟아져야 할 정도로 모성을 느끼지 못하는 자신에 대해, 엄마가 됐다는 실감이 나지 않는 자신에 대해 실망하거나 잘못하고 있다는 죄책감을 느끼기도 한다. 이와 같은 감정들은 약 70%의 산모들이 느끼기도 하며, 베이비 블루스라는 말로 대신 하기도 한다. 그러나 보통은 그리 그 정도가 심하지 않고, 오래 지속되지 않고 사라지는 경우가 대부분이다. 다만 불안 부담, 죄책감 등의 강도가 크고 지속되며, 이로 인해 우울감, 과민함, 불면 등 우울사파에 해당하는 증상들이 관찰될 때에는 적극적인 치료를 받아야 한다. 주산기 우울증의 유병률은 36% 정도이다.

● 정신병적 양상이 일어난다.

우울증의 망상이나 환각이 동반되는 경우이다. 망상이란 명백한 증거를 대더라도 쉽게 바뀌지 않는 고정된 믿음이다. 우울증에는 논리적으로 맞지 않음에도 자신이 죄를 지어 벌을 받고 있다는 죄책망상이나 대참사가 일어날 것이라는 허무망상 등 우울감과 일맥상통하는 주제의 망상이 발생할 수 있다.

● 혼재성 양상 현상이 나타난다.

조울증과 우울증이 나타나면서 극도로 불안정하고 변동이 심한 임상적 상태이다. 우울증이면 보통 기분이 가라앉는다고 생각하지만 경우에 따라 기분이 가라앉아 있는 기간 동안 동시에 기분이 들뜨기도 한다. 자신감이 많아지고 말수가 늘어나거나 생각이 꼬리에 꼬리를 무는 사고의 비약을 경험한다. 무분별한 소비나 사업, 투자, 성행위 등에 몰두해 후회를 하거나, 적은 수면으로, 또 피로를 회복했다고 느낄 만큼 수면에 대한 욕구가 감소되기도 한다.

● 우울증은 낮은 자존감에서도 온다.

자긍심이 낮은 사람은 일반적으로 전체 표본의 하위 33%에 속함을 의미한다. 주로 활용되는 척도는 로젠버그의 자존감 척도(Rosenberg's Self-Esteem Scale) 이다. 스스로가 행복하지 않다고 생각하는 것이 가장 큰 문제점이다.

겉모습(외모, 몸매, 옷차림)에 지나치게 관심을 가져 외모 관리와 다이어트, 명품에 과하게 집착하기도 한다. 자신의 외모가 완벽하지 않다고 느껴지거나, 명품이 없으면 자신을 초라하고 보잘것없는 사람으로 느끼는 것이다. 그래서 자신의 경제력이 충분하지 않음에도 과도하게 명품을 구매하여 카푸어처럼 되기도 한다.

 반면 자존감이 적절하게 높은 사람들은 외모가 완벽하지 않다고 느끼더라도 열등감에 빠지지 않으며 평소에는 외모 관리 없이 다니다가 중요한 자리에서만 좋은 첫인상을 남기기 위한 최소한의 외모 관리를 하는 경우가 대부분이다.

● 시기와 질투가 심해지기도 한다.

 자신보다 뛰어나거나 행복해 보이는 사람을 보면 열등감, 상대적 박탈감을 심하게 느끼기 때문이다. 자신보다 열등한 존재의 열등성을 확인하여 자신이 비교적 우월하다는 기분을 느끼려 하기 때문에 죄 없는 사람들을 지속적으로 열등하게 묘사하고 결국에는 이러한 생각을 현실적인 사건으로 확인하기 위해서 폭력을 가한다.

 자신에 대한 호의적이지 못한 견해를 갖고 있으며, 이 때문에 자기혐오와 부정적인 말을 자주 한다. 예를 들어 이런 사람들은 "나는 잘하는 것이 없다, 나는 자랑스러운 것이 없다, 나는 쓸모가 없다, 타인에 비교하여 열등의식을 갖고 있다. 물론 자신의 단점을 직시하고 심사숙고하는 긍정적인 부분도 있지만, 자신의 여러 측면들에 대한 왜곡된 열등감을 갖기 쉽다는 점은 부정하기 어렵다.

● 실패에 대한 우려 때문에 항상 불안해 한다.

무슨 일을 하더라도 결과에 대한 성취감과 만족감을 느끼지 못하고, 결과에 따른 실패에 대한 우려 때문에 항상 불안해한다. 그래서 집단으로 어떤 프로젝트를 할 때 스스로 리더의 자격이 없다고 생각하여 자신이 직접 나서서 주도하려고 하지 않는다.

직업, 학과를 선택할 때도 자신이 하고 싶은 일보다 사람들의 시선을 생각해 선택한다. 예를 들어 적성이 이공계이고 자기가 하고 싶은 일도 컴퓨터 계통이지만 뜬금없이 공무원이 되기 위해 행정학을 공부하기도 한다. 보통 이런 사람들은 자기 자신이 가진 강점과 장점들보다 남들의 생각이나 평가들에 더 무게를 두고 결정을 하는 것이다. 물론 흥미가 생긴 분야와 적성이 잘 맞으면 문제없지만, 막상 멋있다고 생각한 집단에 들어와 놓고 후회하는 일도 다반사다. 그러나 이들은 후회하지만 쉽게 또 바꿀 수 없다. 이미 사람들의 시선에 취해있기 때문이다. 심하면 정신질환자로 악화될 가능성이 높다. 특히 우울증, 불안장애, 대인기피증 등의 유병률이 높기도 하다.

Chapter

03

우울증과 불면증은
어떤 관계일까?

우울증과 불면증은 어떤 관계일까?

수면장애의 원인은?

and Answer 우리의 뇌는 1분 1초를 쉬지 않고 풀가동을 한다. 그렇기 때문에 지친 뇌에게도 회복을 위한 휴식이 필요한데. 이러한 뇌가 휴식을 취하는 방법이 바로 수면이다.

수면은 두 가지 종류가 있다. 첫 번째는 렘수면(REM Sleep)으로 기억을 포함하여 지적인 일과 관련된 기능을 회복시키는 역할을 한다. 하룻밤 수면 중 1/4를 차지하며, 꿈과 밀접하게 관련이 있다. 두 번째는 비렘수면(non-REM Sleep)으로 우리의 육체적인 기능을 회복시키는 역할을 한다. 보통 깊은 수면이라고 부르며, 하룻밤 수면에서 초기 3/4에 해당한다. 이 때 깊은 수면이 이뤄지지 않는 것을 수면장애라고 칭한다.

수면장애는 개인에 따라서 증상이 다르게 나타나는데, 잠이 드는데 시간이 오래 걸리는 경우, 잠에 들었지만 바로 깨는 경우, 한번 깨면 다시 잠들기 어려운 경우, 수면의 질이 낮아 충분히 잠을 자도 피곤한 경우 등이 있다.

불면은 우울증에 걸리기 쉽다?

우울증은 몸과 마음에 큰 스트레스를 받았을 때 그것을 처리할 수 없게 되어 우울감, 기분 침체가 계속되는 마음의 병이다. 우울증의 기본 증상 중에 불면이 포함되어 있다.

또한 불면 증상에 의해 불면을 더욱 악화시키는 경우도 있다. 잠을 잘 수 없는 것을 너무 신경 쓴 나머지 스트레스가 되어 마음 건강을 해치고 만다. 오늘도 잠들지 못할지도 모른다, 잠들지 못하면 어쩌려고 침대로 향하는 것조차도 불안과 우울함을 느끼게 될 것이다.

우울증과 수면장애

수면장애를 일으키는 원인은 개개인마다 천차만별로 다양하다. 스트레스 증가, 노령화, 물질 남용, 수면주기의 변화 등이 주를 이루며 복합적인 원인으로 작용하기도 한다. 그 중에서도 눈여겨볼 만한 원인은 우울증이다. 수면장애를 앓는 환자의 85~90%가 우울증과 불안장애 등의 질환을 동반하고 있으며, 수면장애가 우울증으로 이어질 가능성이 일반인 대비 2배 이상 높다고 한다. 반대로 우울증을 앓는 환자는 수면장애를 겪는 확률이 일반인 대비

1.8~4배까지 높다는 연구결과도 있다. 따라서 우울증과 수면장애를 공존질환으로 봐도 무방할 정도다.

 장기간의 계속적인 잠을 자지 못해서 낮에 심신이 나빠져 낮에 활동이 저하가 되거나 잠이 잘 안 오고 중간에 일어나는 등 수면으로 인한 다양한 문제가 1개월 이상 지속되어 낮에 집중력이나 식욕, 의욕 저하를 보이거나 우울이나 권태감 등을 자각하는 질환이다.

 수면은 몸과 마음의 건강을 유지하는 데 필수적이다. 단순히 잠을 못 잔다고 생각했다면 사실 우울증이었던 경우도 드물지 않고, 마음의 병의 대부분은 불면증 상이 나타난다.

우울증과 불면증은 서로 밀접한 관계를 가지고 있다.

 우울증 환자들은 잠을 자지 못하거나, 불안과 스트레스로 인해 잠을 설치는 경우가 많다. 이러한 증상은 불면증을 유발할 수 있다.

 우울증과 불면증의 원인은 다양하다. 스트레스, 불규칙한 생활습관, 식습관의 변화, 약물 복용 등이 그 예이다. 이러한 원인들은 우울증과 불면증을 유발할 뿐만 아니라 증상을 악화시키기도 한다.

하지만 우울증과 불면증에 대처하는 방법도 많이 있다. 먼저 정기적인 운동과 규칙적인 생활습관을 유지하는 것이 중요한다. 또한 스트레스를 줄이기 위해 명상이나 요가 등의 심신 안정을 위한 활동을 추천한다. 불면증의 경우, 잠을 잘 수 있는 환경을 조성하고 침착하게 잠들 수 있도록 노력해야 한다. 이를 위해 침실에서는 밝은 빛과 소음을 최소화하고 침대에서는 스마트폰이나 태블릿 PC 등을 사용하지 않는 것이 좋다.

우울증과 불면증은 누구에게나 발생할 수 있는 증상이다. 하지만 적절한 대처법을 통해 이를 극복할 수 있다. 정기적인 운동과 규칙적인 생활습관, 스트레스 관리, 적절한 환경 조성, 전문가의 도움 등을 통해 건강한 삶을 유지할 수 있도록 노력해야 한다.

불면증의 여러 가지 증상을 보면

● 입면장애 잠들기까지 30분 이상 걸린다.

● 잠이 얕고 작은 소리 등으로 밤중에 자꾸 깨게 된다.

● 수면시간은 충분히 취하고 있는데도 잠이 얕아 낮잠이 남는다.

● 새벽에 깨서 잠을 못 잔다.

이 중에서도 새벽에 깨서 잠을 못 자는 것이 우울증의 증상으로 나타나기는 경우가 많다고 한다.

수면에서 중요한 것은 수면시간이 아니라 수면의 질이다

수면 시간에는 개인차가 있고, 3시간에 개운할 수 있는 사람도 있고 10시간은 자야 개운해지는 사람도 있다. 그러나 불면증으로 문제가 되는 것은 수면 시간이 아니다. 불면에 의해 상태가 나빠져 낮의 생활에 지장을 초래하는 것이 문제이다.

따라서 수면시간이 짧든 잠이 얕든 낮에 활동하는 데 문제가 없다면 불면증으로 진단되지 않다. 반대로 장시간 수면을 취하고 있어도 낮 시간에 활동에 지장을 주는 것 같으면 숙면 타입의 불면증으로 진단된다.

불면증을 없애주는 일상에서의 습관

불면증의 원인은 마음의 병·몸의 병이나 스트레스, 약물 등 다양하며 그 원인에 따라 대처 방법은 다르다. 우선 원인을 제거하는 것이 첫 번째이지만 스스로도 잘 수 있도록 하는 것이 제일 좋다.

● 같은 시각에 기상 추상하는 습관을 가지는 것이 좋다. 최근에는 핸드폰이나 인터넷의 발달로 인해 일이나 취미 시간이 심야까지 이르는 경우도 많은 경향이 있다. 평일이나 휴일 같은 시간에 일어나 같은 시간에 자는 습관을 가져야 한다.

● 아침에 일어나면 커튼을 열고 햇볕을 쬐는 것이 좋다. 햇빛 등 강한 빛을 받으면 체내 시계가 리셋되고 빛을 받은 후 14시간 이후에 서서히 졸린다.

● 잠이 안 오면 과감히 침대에서 벗어난다. 잠을 자야한다고 생각하면 부담이 된다. 아무리 해도 잠이 오지 않는 경우는 이불에서 나오는 것도 하나의 방법이다. 만약 그로 인해 전날 밤에 잠을 못 자고 낮에 졸리고 힘들다면 점심시간에 짧은 시간 낮잠을 자도 머리가 맑아진다.

● 잠자기 전에 가벼운 운동도 좋다. 저녁 시간 운동으로 적당히 피곤한 것은 좋은 수면으로 이어진다. 격렬한 운동은 오히려 잠을 잘 못 자게 하는 법이다. 부담스럽지 않고 가볍게 땀이 나는 정도의 운동을 한다.

● 자기 전에 편안한 시간을 갖는 것이 중요하다. 자기 전에 자신이 좋아하는 휴식 방법으로 여유로운 시간을 보내면서 가벼운 샤워나 반신욕을 하는 것이 좋다. 자기 전에 부교감 신경을 우위로

함으로써 좋은 수면에 들어가기 쉬워진다.

● 수면습관을 개선하는 것이 불면증 예방 및 치료에 중요한다. 이를 위해 수면환경과 습관의 개선이 필요하다. 수면 환경의 개선 침실은 수면에 적합한 환경이어야 한다. 적당한 온도와 습도, 어두운 조명, 조용한 분위기 등을 유지하여 환경을 바꿔보자

편안한 침구의 선택으로 편안한 자세와 함께 몸의 긴장을 해소하여 수면의 질을 향상시킬 수 있다

● 규칙적인 수면 패턴을 유지해야 한다. 수면시간과 일어나는 시간을 일정하게 유지하면 몸이 그 시간대에 자연스럽게 수면 상태로 진입한다.

수면 30분 전부터는 가벼운 활동을 하거나, 명상 등의 힐링 활동을 하면 긴장을 풀고 수면에 도움이 됩니다 음식물 섭취를 조절해야 한다.

● 과도한 음식물 섭취는 소화 과정에서 에너지를 소비하므로 수면 상태에 방해가 될 수 있다.

또한 카페인과 알코올 섭취는 수면에 영향을 줄 수 있으므로 가능하면 자제하는 것이 좋다. 수면에 도움을 주는 음식들과 그 성분에 대해 알아보자.

● 따뜻한 우유 한 컵이 도움이 된다. 우유에는 트립토판이라는 아미노산이 함유되어 있다. 이는 뇌에서 산화화학반응을 유도하

여 멜라토닌(수면호르몬)의 분비를 촉진시키는 역할을 한다.

● 아몬드는 마그네슘이라는 미네랄이 풍부하게 함유되어 있다. 마그네슘은 긴장감을 해소시켜 신경계를 안정시켜 수면 질을 향상시키는데 도움을 줄 수 있다

● 카모마일에는 아편과 유사한 성분인 아파인이 함유되어 있다. 이는 중추신경계를 진정시켜 불면증의 증상을 완화시키는데 도움을 줄 수 있다

우리나라 성인 10명 중 4명 정도가 밤에 숙면을 취하지 못하는 증세인 수면장애를 가지고 있다고 한다. 불면증이라 알려진 수면장애, 이름이 불면증인 탓에 아예 잠을 청하지 못하는 것만 불면증으로 알고있는 사람들이 많다. 하지만 수면장애의 종류는 다양하며, 개개인별로 증상이 다르기도 한다.

수면장애를 동반한 우울증의 치료방법은?

우울증과 수면장애 모두 환자 스스로의 의지만으로는 쉽게 치유되지 않는 질환이다. 따라서 우울증과 수면장애의 원인을 최대한 정확히 파악하는 것이 필요한데. 그렇기 때문에 인지검사와 상담치료를 1차적으로 진행하며, 환자의 상태에 따라서 적절한 약물치

료를 통해서 환자가 더 나은 수면을 취할 수 있게 도와 일상생활에 지장이 없도록 도와드리고 있다. 하지만 이러한 치료 외에도 환자가 불규칙한 생활리듬을 갖고 있다거나 수면에 방해가 되는 식습관이 있다면 함께 조절해주셔야 한다.

하지만 가장 좋은 것은 바로 스트레스의 원인을 제거해주시는 것이 바람직하지만 우울증과 수면장애는 뫼비우스의 띠처럼 우울증이 수면장애를, 수면장애가 우울증을 악화시키며 악순환이 반복되는 질환이다. 그만큼 초기에 발견하고 치료해야 악순환의 고리를 끊을 수가 있다. 초기우울증은 1~3개월만으로도 효과를 보지만, 중증으로 넘어간 경우 6개월에서 몇 년을 치료하기도 한다.

Chapter

04

우울증의 종류와
자가진단과 치료방법

01

갱년기 우울증 증상과 자가진단

폐경 이후 여성들은 나이가 들면서 신체적인 변화와 함께 감정적인 변화도 경험하게 된다. 이러한 감정 변화는 피곤, 짜증, 의욕 상실 등의 다양한 형태로 나타날 수 있으며, 이러한 감정들은 마치 소용돌이를 타듯이 오고 가기도 한다. 이러한 감정 변화와 우울한 생각은 갱년기 우울증으로 알려지며, 초조함, 불안함, 때로는 분노를 섞인 감정 변화를 말한다.

갱년기 우울증

폐경은 모든 여성들이 나이가 들면서 마주하게 되는 생리적인 변화이다. 따라서 갱년기 우울증은 가벼이 간주할 수 없는 질환이며 실제로 갱년기 여성들 중 62%가 우울증 증세를 경험하고 20%는 우울증으로 인한 신체적 변화까지 느낄 수 있다. 이러한 이유로 갱년기 우울증은 단순히 심리적인 요인으로만 간주되지 않고 신체적인 변화와 긴밀한 관련이 있다고 여겨진다.

과거에는 갱년기 우울증을 주로 심리적인 상실감과 연관하여 설명해왔지만 최근의 연구결과에 따르면 신경생물학적인 원인이 더 큰 영향을 미친다는 것이 밝혀졌다. 여성 호르몬의 급격한 감소가 뇌의 스트레스 호르몬을 활성화시키고 이러한 변화가 대뇌의 전두엽을 손상시키며 우울증 발병률을 높인다는 것이 그 예시이다. 이러한 신체적인 변화와 호르몬의 변화로 인해 갱년기 우울증은 신체가 보내는 이상 신호라고 할 수 있다.

 사실 갱년기 우울증은 성별에 관계없이 남성, 여성 모두에게 올 수 있는 자연스러운 현상인데 테스토스테론과 에스트로겐의 변화, 즉 호르몬의 변화로 인해 꼭 한번은 지나야 하는 필연적인 것이기도 하다. 이 시기를 얼마나 슬기롭고, 건강하게 보내는지에 따라 제2의 삶인 중년과 노년의 건강이 결정되는 아주 중요한 시기이다.

 필연적인 시간이라 하더라도, 갱년기 우울증에 대해 대비할 필요가 있으며, 현재 진행되고 있다면 적극적인 치료가 필요하다.

이런 증상이 나타난나면?

 갱년기우울증이 나타나면 다양한 우울증의 증세를 보이게 된다. 초조감, 강렬한 불안감, 건강염려증, 식욕감소 혹은 폭발 등이 나타날 수 있으며 심한 경우 자살 충동까지 이를 수 있다. 대개 9~18개월이면 증상이 사그라지지만, 환자들을 대하는 가족들의 태도에 따라 더욱 심각한 질병으로 이어질 수 있다. 적절한 치료를 통해서 이겨낼 수 있는 증상이기 때문에 너무 걱정하지 않으셔도 된다.

여성 갱년기 우울증 자가진단

❶ 사소한 일에도 쉽게 짜증을 낸다.
❷ 집중력이나 기억력이 평소보다 떨어진다.
❸ 식욕감퇴나 체중 감소 또는 과식 또는 체중이 증가한다.
❹ 생리 빈도, 생리 기간, 생리양의 변화가 쉽게 찾아온다.
❺ 불면증 때문에 수면의 질이 낮아진다.
❻ 매사 의욕이 없고 매사 피곤해 한다.
❼ 왠지 가슴이 답답하게 느껴진다.
❽ 손발에 자주 쥐가 나고 붓기도 한다.
❾ 사소한 일에도 주체할 수 없는 감정변화가 심하게 나타난다.
❿ 온몸에 식은땀이 자주 나고 얼굴에 열기가 화끈하다.

(위 증상 중 절반 이상 증상이 2주 이상 지속된다면 우울증을 의심해볼 수 있다)

갱년기 우울증의 치료방법

결혼 후 몇 십 년간 누구의 엄마로 살아온 것에서 벗어나 이제는 새로운 삶과 역할에 적응할 필요가 있다. 지금까지 엄마로서의 삶에서 떠나 배우고 싶었던 것이나 하고 싶은 것이 있었다면 해보는 것도 좋다.

화만 내는 것도, 무조건 참기만 하는 것도 정신 건강에는 좋지 않다. 상대방에게 나의 감정을 표현할 때는 주어가 너가 아니라 나가 되는 화법을 사용해 보는 것이 좋다.

평소 일정한 시간에 일어나고 잠드는 생활만으로도 신진대사가 활발해진다. 또한 일정한 시간에 끼니를 챙겨 먹고 하루에 30분 이상 햇볕을 쬐며 운동하는 것도 정신 건강에 좋다.

햇볕을 충분히 받으면 세로토닌 분비가 증가하며 기분이 한결 좋아질거다. 힘든 상황을 혼자 끙끙 앓기 보다는 전문가의 도움으로 충분히 개선 될 수 있다.

갱년기 우울증은 여성호르몬 에스트로겐 수치의 감소가 주 원인이기 때문에 호르몬제를 통해서 여성호르몬을 조절하여 극복할 수 있다. 하지만 장기적인 호르몬 치료는 유방암이나 심혈관계 질환을 야기할 수도 있다는 연구결과가 있기도 하지만 여성호르몬의 감소가 세로토닌, 노르아드레날린 등의 뇌 신경전달물질의 정상적인 분비를 방해하여 우울증을 야기하는 것이므로 신경전달물질을 조절하는 약물을 사용할 수도 있다.

폐경을 경험한 갱년기 여성들이 대부분 상실감을 가장 크게 느낀다고 한다. 하지만 이는 자연스러운 신체현상이지만, 대처가 늦을 경우 심한 우울증으로 이어지는 경우가 많다.

갱년기우울증은 몇 가지 특징적인 증상을 제외하면, 전반적으로 우울증과 비슷한 증세를 보인다. 그렇기 때문에 치료 역시 우울증 치료와 유사하게 진행되는데. 약물치료, 전기 충격 요법, 상담치료 등에서 환자의 85-90%가 진전을 보이게 된다. 또한, 다른 우울증에 비해 재발이 드문 편이다.

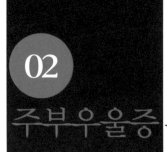

주부우울증 증상과 자가진단

우울증은 남성보다 여성에게 더 많이 나타나는데 그중 30대~40대 주부 분들에게 많이 발생하며, 이것을 주부 우울증이라 부른다. 예전에는 우울증에 걸렸다 하면 좋지 않은 시선과 끈기에 대해 많이들 이야기했다. 하지만 이제는 우리 주변에서 남녀 불문 흔히 볼 수 있는 질환이다.

주부 우울증이란?

주부 우울증은 가부장적인 과거에 비해 줄었지만, 여전히 희생을 강조하는 결혼문화와 육아 그리고 경제적 등 여러 문제로 인해 스트레스를 받는다.

특히 직장을 다니다 결혼 후 육아에만 전념하는 전업주부에게 주부 우울증이 많이 나타난다. 자식들이 성장하고 독립하면서 느끼게 되는 공허함과 결혼, 육아 이전에는 나 자신이 곧 존재였지만 이제는 누구의 엄마, 누구의 부인이라고 불리기에 결혼 이전 생활을 비교하며 처지에 대한 비관 등을 하게 된다. 이러한 부분들이 심해지면 주부 우울증으로 발생한다.

주부 우울증 증상은?

❶ 집중력이 저하되거나 이유 없이 피곤하다.
❷ 부적절한 죄책감과 반복적인 자살 생각이 든다.
❸ 2주 이상 지속되는 우울한 기분
❹ 식욕감소 또는 갑작스러운 체중 증가
❺ 일상생활에 관심 또는 흥미가 감소.
❻ 두통, 소화기 장애, 만성통증 등
❼ 신경성 신체 증상이 2주 이상 계속된다.

(위 증상 중 절반 이상 증상이 2주 이상 지속된다면 우울증을 의심해볼 수 있다)

주부 우울증 치료방법

● 주부의 고민을 나눌 수 있는 주부 친구를 사귀어 서로 공감하고 나눔으로써 정서적으로 힘을 얻을 수 있다.

● 집이라는 좁은 공간과 반복적인 일상생활에서 벗어나 새로운

환경에서 취미나 모임을 가져 새로운 자극을 주어 본다.

● 육아의 한 가정을 움직이는 중요한 요소이므로 스스로 일에 가치를 존중하고 높게 평가하여 주부라는 직업에 자신을 가져본다.

● 혼자 우울증을 이겨내기 힘들다면 전문가를 찾아 상담을 받다. 치료를 받으면 90% 이상 나을 수 있기 때문에 나와 행복한 가정을 위해서라도 치료를 권한다.

● 자녀와 하루 종일 씨름하다 보면 배우자와는 말 한마디 나눌 시간도 부족하다. 그렇기에 남편과 일주일에 한 번쯤은 같이 데이트를 하며 속마음을 나누는 것도 서로에게 좋은 방법이다. 남들도 다 하는 육아, 집안일인데 다 똑같지 않을까라는 생각으로 참는다면 더욱 악화만 되어 나와 가족이 힘들어진다.

03

청소년우울증 증상과 자가진단

우리나라 청소년 사망 원인 1위가 무엇인지 알고 계시나요? 바로 '자살'이다. 갈수록 높아지는 청소년 자살률 그 이유 중 하나는 사춘기 증상으로 오해하고 가볍게 넘어갈 수 있는 청소년 우울증 이다.

청소년우울증은?

2022년 청소년 통계에 따르면 중고등학생의 26.8%는 최근 1년간 우울감을 경험한 것으로 나타났다. 성별 비율은 여학생이 남학생보다 높았는데 남학생은 22.4%, 여학생은 31.4%였다. 우울감 경험 비율은 2020년에 전년보다 낮아졌지만 코로나19를 경험하면서 2021년엔 다시 증가하였다. 이는 친구들과의 만남이나 대면 활동이 줄어들었기 때문으로, 이로 인해 청소년의 37%가 스마트폰 과의존 위험군으로 분류되고 있다.

우리나라 청소년의 우울증 위험은 성인에 비해 높은 수준이라고 할 수 있다. 10년간 청소년의 사망 원인 1위는 자살이 차지하고 있으며 극단적인 선택을 하는 비율도 50%를 넘고 있다.

 청소년기 우울증에는 다음과 같은 원인이 있다.
● 학업에 대한 압박 및 스트레스 받아 생기는 경우
● 따돌림, 교우관계에서의 트러블 및 가정불화로 생기는 경우
● 가족력에서 오는 경우
 우울증이 있는 청소년들은 별 것 아닌 일에 짜증이 많아지고 감
정조절이 어려워 친구들과의 관계가 틀어지며 부모에게 반항하는
모습을 보일 수도 있다.

 청소년은 성인에 비해 사고나 감정 발달이 아직 미숙하기 때문에
성인의 우울증과 다른 양상을 보이다. 따라서 겉으로는 자녀의 우
울한 감정을 알아차리기가 쉽지 않으며 깊은 대화를 해 보아야 마
음 속 우울함을 읽어낼 수가 있다.
 따라서 자녀들의 우울증이 진행되는 동안 부모들은 알아차리기
어려운 경우가 많다.
 단지 시기상 사춘기와 겹치기 때문에 사춘기가 돼서 예민해졌다
고만 생각하다가 우울증이 꽤 진행되어 가출을 한다거나 등교거
부를 하는 등 문제가 심각하게 나타나면 그 때야 사태의 심각성을

인지 후 치료를 하게 되는데 청소년 우울증은 특징은 지나치게 특정한 것에 몰두하고 우울함과 슬픔에 대해 직접적으로 표출하지 않는데, 이것을 가면 우울증이라고 한다.

청소년 우울증 자가진단

❶ 매우 사소한 일에도 평소와 달리 짜증을 내거나 울음을 터뜨린다.

❷ 특별한 의학적 원인이 없으며 종종 온몸 아프다고 호소한다.

❸ 일기장 또는 친구와의 대화에서 외로움 등의 단어가 등장한다.

❹ 거의 매일 과다수면 또는 불면을 겪고 있다.

❺ 얼굴 표정이 어두워지고 혼자 있고 싶어 한다.

❻ 말수가 줄어들고 평소 즐기던 일상생활에 흥미를 잃는다.

❼ 행동이 분주해지고 폭력적 행동이나 극단적인 말을 내뱉는다.

❽ 체중증가 또는 감소되거나 식욕이 증가하거 감소된다.

❾ 평소와 달리 죄책감에 대해 과도하거나 부적절한 생각을 한다.

❿ 피로나 활력도가 업어진다.

⓫ 이유 없이 등교를 거부하거나 지각을 자주 한다.

⓬ 잘 놀다가도 갑자기 시무룩해지는 감정 기복이 심하다.

⓭ 인터넷이나 스마트폰, 게임 등에 집착한다.

⓮ 두통, 복통, 현기증 등의 증상을 호소하기도 한다.

⓯ 술, 담배를 하는 빈도가 늘어난다.

(위 증상 중 절반 이상 증상이 2주 이상 지속된다면 우울증을 의심해볼 수 있다)

청소년 우울증 치료방법

경미한 우울증인 경우에는 자신 또는 세상에 대한 부정적인 생각, 미래에 대한 부정적인 생각을 긍정적으로 전환하는 인지행동 치료나 면담 치료를 한다. 하지만 중증 이상의 우울증인 경우 약물치료, 항우울제(주로 선택적 세로토닌 재흡수 억제제)를 최소 6개월에서 일 년은 복용하는 것이 좋다. 이러한 항우울제에 대해 부모들이 중독을 걱정하지만 항우울제는 중독이 되지 않는다. 우울증이 호전되면 집중력이 돌아오고 성적이 나아지며 다시 웃음도 찾을 수 있기 때문에 스스로 약을 챙겨 먹기도 한다.

청소년 우울증의 치료를 늦추면 성인이 되어서도 더 심한 우울증으로 발전할 수 있다. 모든 병이 그러하듯 우울증도 예방이 가장 중요한다.

자녀의 우울증이 점점 심해지고 학업 및 일상생활에까지 지장이 있다면 정신건강의학 전문의를 찾아 치료를 받아야 한다. 정도가 심해져 자살의 위험까지 있다면 약물 투여도 고려해 볼 수 있다. 만약 뚜렷한 외부적 사건 없이 우울증 가족력으로 우울증에 걸렸다면 성인에서 보이는 우울증은 아닌지 경과를 지켜볼 필요가 있다.

청소년들은 친구들과 마음껏 뛰어놀며 자신이 장래에 무엇을 하고 싶은지 꿈꾸며 성장해야 할 시기에 공부를 오로지 입시만을 위해 기계처럼 하루 종일 공부만 해야 하는게 현실이다. 학업과 진학의 문제는 청소년들에게 엄청난 스트레스와 부담을 주고 있다.

청소년기 자녀가 성적이 떨어지고 짜증과 반항이 심해지며 침울해 하면 부모들도 같이 아이에게 짜증을 내며 혼을 낼 수 있다. 하지만 그런 모습을 보이는 이면에는 스트레스와 마음의 상처 또는 아픔이 있을 수 있기에 무조건 자녀를 혼내며 나무라는 것은 자제해 줘야 한다. 자살을 시도하려는 청소년들은 자살하기 직전에 직간접적으로 그 의도를 주위에 전달한다. 이 때 작은 신호라도 넘어가지 말고 주위에서 알아차리고 손을 내밀어 준다면 충분히 위기를 넘길 수 있다.

04

임산부 우울증 증상과 자가진단

언젠가부터 사회적으로 문제가 된 우울증은 남녀노소 가리지 않고 어느 순간 찾아와 삶을 서서히 잠식시키고 있다. 다행히도 과거와 달리 조기 치료에 대한 인식이 많이 자리잡아가도 있어 다행이기도 하다. 우울증은 스트레스 등으로 많이 생기기도 하지만, 호르몬의 변화에 의해서도 많이 발생한다. 특히나 호르몬의 급격한 변화를 겪는 임산부에게서도 우울증이 발생한다고 알려져 있다.

임신 중 우울증

한 생명을 잉태하는 과정은 쉽지가 않다. 임신을 하면서 산모에게는 신체적으로 많은 변화가 일어나게 된다. 한 리서치에 따르면 산모 100명 중 20% 정도가 임신 중 우울증을 경험한 적이 있다고 했다. 하지만 임신 중 발생하는 모든 변화에 대해서 모성의 힘으로 이겨내야 한다는 사회적 인식이 깔린 탓에 우울증을 겪어도 알아차리지 못하거나 숨기는 경우가 많아 실제로는 더 많을 것으로 예상이 된다.

임신 초기에는 대부분의 산모들이 갑작스러운 신체적 변화에 대한 두려움과 불안감, 그리고 입덧, 식욕감소 등으로 피로함을 느끼게 되는데, 이로 인해 가벼운 우울증 증세가 생기기도 한다. 하지만 태동이 느껴지는 임신 5개월부터는 대다수가 자연적으로 증세가 호전되기도 한다. 이러한 임신 초기 우울증은 출산경험이 없어 출산에 대한 막연한 두려움이 생기는 초산인 산모에게서 더욱 많이 나타난다.

임신 중기, 6개월이 넘어가면 불안감과 짜증, 불면증 등으로 우울증 증세가 악화되기도 한다. 이러한 우울증은 심한 경우 출산 후까지 이어지게 되며, 산모 본인 뿐 아니라 아이와 가족에까지 영향을 미치는 경우가 많다. 이 시기에는 우울한 감정이 발생하는 것은 자연스러운 현상이나 가벼운 운동이나 규칙적인 생활습관, 가족들의 애정과 관심 등으로 극복하지 못한다면 산후우울증으로 이어져 육아에도 어려움을 겪을 수 있다.

임산부 우울증의 치료방법

 임신과 출산은 존경받아야 할 일이다. 그렇기 때문에 치료에 대해 더욱 심도 깊고 체계적으로 논의를 해야 하며, 태아뿐 아니라 산모에게 미칠 영향을 모두 고려하여 가장 적절한 치료를 하는 것이 현명하다. 만약 임신 전부터 우울증을 겪은 경험이 있거나 치료 중인 경우 임신을 계획하기 전 담당의와 충분한 상의를 하시는 것이 좋다. 임신 후 단약 가능성을 전혀 배제할 수 없기 때문에 임신 계획단계에서 약물의 의존도를 낮추기 위해서는 약물의 사용을 점차 줄이고 임신 후 단약을 할 수 있도록 계획하는 것이 바람직하다.

산후우울증 증상과 자가진단

여성들이 출산 이후에 겪게 되는 우울증으로 약85%의 여성들이 직접 경험하고 있다. 하지만 대부분이 일상적 생활에 지장을 초래할 정도로 심각하지는 않다. 이 가운데 10~20%정도는 반드시 치료가 필요하다.

산후우울증이란?

산후우울증은 출산 후 4~6주 사이 산욕기 동안에 일어나는 우울한 기분, 의욕 저하, 불면, 심한 불안감 등으로 일상생활에서 기능 저하를 초래하는 질환을 말한다. 이는 출산 후 첫 10일 이후에 나타나 산후 1년까지 지속될 수 있다. 산모 중 10~15% 정도에게 나타날 만큼 꽤 흔한 질환이다. 치료를 받지 않을 경우 산후우울증은 몇 년 동안 이어질 수 있어 정신과 전문의의 치료가 반드시 필요하다.

분명 오랫동안 기다려 온 아이인데 왜 이런 마음이 들까? 하는 산후우울증 산모님들이 있다. 사실 이런 산후우울증의 원인은 정확하게 밝혀진 것은 아직까지는 없고 다만 이전에 우울증이 있던 환자 혹은 산후우울증을 경험한 적이 있는 사람들은 다시 우울증에 걸릴 위험률이 50~80%로 높아진다고 한다. 원인이 밝혀진 것은 아니지만 모든 우울증이 그렇듯 정신과 전문의와의 충분한 치료 기간과 과정을 통해 극복할 수 있다.

산후 우울증 자가진단

❶ 지속적인 피로와 무기력함으로 모든 일에 관심과 의욕이 없어진다.

❷ 산후의 우울감이 2주 이상 지속되며 기분변화가 매우 심하게 나타난다.

❸ 어떤 일이건 매사에 짜증을 쉽게 낸다.

❹ 불면증에 시달리고 수면시간이 심할 정도로 길어진다.

❺ 기억 또는 집중력, 논리적 사고에 대해 어려움을 나타낸다.

❻ 주위의 사람들이 자신을 돌보지 않는다고 불평이 가득하다.

❼ 식욕이 평상시와 달리 현저하게 저하되고 성욕까지 사라진다.

❽ 사소한 일에도 울적해하거나 슬퍼하면서 눈물까지 보인다.

❾ 원인도 모르는 어떤 불안감에 빠져 매사 불안·초조해 한다.

❿ 기분이 널뛰기처럼 변하고 타인과 대화할 기분조차 상실된다.

⓫ 원인도 모르게 몸 컨디션이 좋지 않다.

(위 증상 중 절반 이상 증상이 2주 이상 지속된다면 우울증을 의심해볼 수 있다)

산후 우울증 치료방법

산후 우울증으로 나타나는 증상은 이런 것들이 있다.

- 아기에 대한 건강과 사고발생에 대해 집요하고 부적절한 근심을 한다.
- 아기에 대한 관심이 사라진다.
- 아기에게 적대적 또는 폭력적 행동을 나타낸다.
- 자신이나 아기에게 스스로가 해를 끼칠 것 같은 두려움을 가진다.

산후 우울증에서 벗어나는 방법은 가족 모두의 노력이 필요하다는 것이다. 진정으로 성숙한 어른이 되려면 아이를 낳고 길러봐야 한다는 말이 있듯이 그만큼 아이를 낳고 기르는 과정에서 보는 세상은 완전히 새로운 세상이라고 할 수 있다. 그러나 간혹 내 아이를 봐도 예쁘고 사랑스러운 감정보다는 지치고 힘든 감정이 먼저 나타나는 경우가 있다. 이는 여성에게만 나타나는 독특한 우울증 중 하나인 산후우울증이지만 모성애가 부족해서도 아니며 아이가 잘못한 것도 아니다.

06
스트레스 우울증 증상과 자가진단

직장인, 자영업자에게서 우울증이 많이 나타나는 이유는 겉으로 항상 쾌활하고 밝은 모습을 보여야하기 때문이다. 다짜고짜 험한 말을 하는 고객에게도 웃으며 전화 받아야 하는 콜센터 직원이나 인사에 혹여 문제가 될까 상사에게 싫은 소리 못하는 직장인, 진상을 부려도 친절하게 응대해야 하는 자영업자 등 이러한 상황에서 성인군자가 아닌 이상 속이 부글부글 끓어오를 것이다. 하지만 내 가정, 내 직장, 내 가게를 지키기 위해 내면의 분노, 우울 등을 감추고 살게 된다.

직장에서의 스트레스 우울증

직장인, 서비스직, 자영업자들이 전부 우울증에 걸리는 걸까? 그렇지는 않다. 외부로부터 발생되는 스트레스를 건강하게 소화시킬 수 있다면 문제될 것이 없다. 하지만 바쁜 현대사회에서 이리 치이고 저리 치여 스트레스를 해소하기란 쉬운 일이 아니다.

직장에서의 스트레스 우울증 자가진단

❶ 신체 정서적으로 매우 지쳐있는 상태라고 느낀다.

❷ 집중력이 부족하다.

❸ 매사에 무기력한 느낌이 든다.

❹ 실수, 실패에 두려움과 스스로에 대한 책망, 죄책감과 같은 감정을 자주 느낀다.

❺ 작은 일에도 쉽게 우울하고 좌절감을 느낀다.

❻ 체중이 빠르게 증가 혹은 감소한다.

❼ 결정을 해야 하는 일이 어렵다.

❽ 이유 없는 눈물이 난다.

❾ 의욕이 없다.

❿ 잠을 제대로 이루지 못하거나 과도하게 많이 잔다.

⓫ 악몽을 많이 꾼다.

⓬ 신체를 빠르게 움직이는 일이 어렵다.

⓭ 나 자신이 가치 없게 느껴진다.

⓮ 죽음, 자살과 같은 단어를 자주 떠올린다.

(위 증상 중 절반 이상 증상이 2주 이상 지속된다면 우울증을 의심해볼 수 있다)

직장에서의 스트레스 우울증의 치료방법

가장 기본이 되는 치료방법은 심리적, 정서적 부분에서 안정이 되는 환경이 만들어져야 한다. 우울증은 재발이 굉장히 잦은 질병으로 최소 한 달이상의 장기적인 치료가 필요하며 증상의 정도에 따라는 수 개월 이상 걸리기도 한다. 이러한 치료뿐만 아니라 환자 스스로에 대한 믿음, 스트레스에 대한 적절한 해소, 주변의 응원과 격려 등이 예방, 치료 및 극복, 재발방지 등에 아주 적극적으로 필요하다. 우울증은 1차적인 발병보다 때로는 함께 따라오는 후유증이 더 큰 문제를 불러오기도 한다. 술, 담배, 성관계 등의 일시적인 자극에 의존하여 상황을 해결하려고 하거나 나에게 맞지 않은 모임 등에 억지로 참여하는 등 큰 변화를 가져야 한다는 마음이 오히려 스트레스로 다가올 수 있다.

07

실직자 우울증 증상과 자가진단

실직자의 우울증으로 극단적인 선택까지 생각했다면 마음의 감기라고 불릴 만큼 누구에게나 찾아올 수 있는 우울증에는 다양한 원인이 있다.

실직자의 우울증

인생을 살다 겪을 수 있는 실직이나 이혼, 사별, 자연재해로 인한 상실 등 사회적인 요인도 그 중 하나라고 할 수 있다. 예기치 않게 회사로부터 해고 통보를 받아 실직을 하게 된다면 생계에 대한 불안감을 넘어 스스로 자존감이 없어지고 패배자가 되어 버렸다는 좌절감에 빠져 급기야는 삶의 목적을 상실하여 우울증이 찾아올 수 있다.

한 대학 연구팀의 조사에 따르면 올해 실직자 700여명 가운데 10명 중 8명은 실직의 경험이 있었다고 했다. 조사 결과에 따르면 실직을 한 후 구직에 어려움을 겪는 사람들의 정신 건강이 악화되었다는 것을 알 수가 있었고 자신의 건강 상태에 대해 나쁘다고 대답한 응답이 많았다. 2020년에는 코로나19 여파로 일자리를 잃어 스트레스와 우울증으로 병원을 찾은 환자 수가 급증하기도 하였다고 한다. 지난 1년간 10명 중 3명은 진지하게 극단적 선택까지 생각했고 전체의 11.6%는 계획, 6.3%는 시도를 한 것으로 나타났다.

실직 우울증은 다음과 같은 증상이 나타날 수 있다.

- 자신이 실직한 사실에 대해 부당하다고 느껴 항상 화가 나고 짜증이 많다.
- 식사가 불규칙하며 잠도 거의 자지 못한다.
- 지나치게 피곤하거나 의욕이 없다.
- 삶이 나아질 것이라고 믿지 않고 절망감과, 공허함에 빠진다.
- 실직우울증이 오랫동안 지속된다면, 자신은 더 이상 쓸모 없는 인간이라는 패배감에 사로잡혀 매사에 비관적으로 되기 쉬우며 약물중독증상을 보일 수 있다. 또한 죽음에 대한 생각을 자주하고 심할 경우 자살을 시도한다.

실직자 우울증의 치료방법

실직으로 인한 우울증이 찾아왔다면 비슷한 경험을 한 사람들과 대화를 나눈다면, 실직은 나만 겪은 문제가 아니며 실직한 자는 무능하다는 생각에서 벗어나는데 도움이 될 수 있다. 실직은 누구에게나 일어날 수 있는 일이다. 실직으로 인해 인생이 끝났다는 생각을 버리고 삶의 목표를 새롭게 설정하여 도전 의지를 가지고 뇌의 염증을 퇴치하여 우울증 완화에 도움이 되는 오메가3식품이나 통곡물, 녹색 잎채소 종류 등의 섭취, 규칙적으로 운동을 하는 등 생활습관을 개선하는 것이 좋다. 연구에 따르면 신체적인 움직임과 활동을 하면 우울증 완화에 도움이 되는 것으로 알려져 있다.

가족의 응원과 지지는 당사자에게 큰 힘이 되며 다시 일어날 수 있도록 한다. 책망이나 비난의 말이 아닌 따뜻한 격려의 말을 자주 하도록 하는 것이 좋다. 심한 우울증이라면 전문가의 도움을 받아 우울증을 치료하도록 하는 것이 좋다

08

남성 갱년기 우울증 증상과 자가진단

사람은 누구나 나이가 들수록 신체가 변화하며, 신체적인 변화는 개인의 생각과 행동을 넘어 삶의 전반에까지 영향을 미치기에 평소 관심과 주의가 필요하다. 남성은 40대부터 매년 약 1.6%씩 서서히 혈중 남성호르몬이 감소하여 60대가 되면 전체 남성 가운데 약 30%에서 남성 갱년기 증상을 겪는다고 알려져 있다.

남성 갱년기 우울증 원인은?

남성 호르몬 생산은 30세를 정점으로 해마다 1%씩 감소한다. 하지만 개개인에 따라 상당한 차이가 있으며, 이러한 남성 호르몬 생산이 정상 이하로 떨어져 갱년기 증상이 나타나게 된다. 또한 갱년기 연령대의 남성들의 경우 가정 부양에 대한 의무감, 은퇴, 실직 등으로 기존의 사회적 지위를 빼앗길 수 있다는 불안감 및 압박감에 우울증이 발생하기도 한다. 본인이 우울증이 생긴지 모른 체 방치할 경우 자칫하면 극단적인 선택으로도 이어질 수 있다.

나이가 들어 중년이 되고부터 감성적으로 되어 눈물이 많아지는 모습을 경험한 사람도 있겠지만 이는 신체 노화에 따른 테스토스테론이라는 남성호르몬의 감소가 원인이라 할 수 있다. 갱년기는 주로 연령이 증가함에 따라 증상이 발병하지만 가장으로서의 책임감이나 퇴직이나 이혼, 자녀의 출가 등과 관련이 있다. 음주나 흡연, 당뇨, 비만 등은 갱년기 증상의 악화 요인이라 할 수 있다.

남성 갱년기에는 기억력 저하, 무기력, 우울증, 체모 감소, 지적 능력 감소, 근육량 감소, 성욕 감퇴, 발기 부전 등의 증상이 나타난다. 이러한 신체적 기능 감퇴로 더 이상 자신이 남성으로서 기능하지 못한다는 생각에 인생의 전반에서 자신감을 잃고 위축되기 쉽다. 이처럼 갱년기는 발병하면 노화를 촉진시키고 중년 남성의 건강에 큰 위협이 된다고 할 수 있다.

남성이 여성보다 건강하다고 착각하기 쉬우나 통계를 보아도 40대 남성의 사망률이 여성의 3배에 이르며 평균 수명도 여성에 비해 7~8살 정도가 짧고 50대에 우울증으로 극단적인 선택을 하는 남성의 비율도 높은 편이다.

남성의 갱년기는 여성과 달리 서서히 진행이 되기 때문에 변화를 느끼지 못하거나 느끼더라도 여성보다 비교적 건강관리에 무관심하기 때문에 대수롭지 않게 생각하여 갱년기 증상이 방치되기 쉽다.

남성 갱년기 우울증 자가진단

❶ 의욕이 없어지고 잦은 두통, 어깨 결림 등으로 일의 능률 감소한다.

❷ 기억력이 나빠지며, 인지능력 저하한다.

❸ 식욕이 저하되고 체중이 감소한다.

❹ 발기부전 등 성욕이 감퇴하는 성 기능 저하한다.

❺ 자살이나 충동적인 행동에 대한 생각을 한다.

❻ 기력이 몹시 떨어지고 슬프거나 불만감이 있다.

(위 증상 중 절반 이상 증상이 2주 이상 지속된다면 우울증을 의심해볼 수 있다)

남성 갱년기 우울증의 치료방법

 50대가 넘은 남성은 자신에게 갱년기 증상이 나타나는지 파악한 후, 증상이 있다면 병원을 방문하여 남성 호르몬 검사를 해 볼 것을 해보는 것도 좋다. 남성 호르몬 수치가 기준보다 낮을 경우 치료를 위해 호르몬 보충 요법을 고려해 볼 수 있다. 감소한 남성호르몬을 갱년기 이전의 수치로 개선하는 치료를 하는 것이다. 호르몬을 보충요법을 시행할 경우, 근력이 증가하여 골다공증이 예방되고 우울감, 무기력이 개선되고 성욕과 성기능이 증가한다.

 금연, 금주, 규칙적인 운동, 충분한 수면과 휴식 가지기 등의 생활습관도 바꾸고 취미생활을 갖도록 하며 하루 30분 이상 햇볕을 쪼여 세로토닌의 분비가 활발해지게 하는것도 우울증 완화에 도움이 된다. 남성들은 여성에 비해 자신의 감정이나 우울감을 주변에 표현하는데 소극적이고 건강관리에도 소홀하기 쉽다. 하지만 남성도 주변에 감정을 표현하고 대화하는 상대를 만들어야 하며, 자신의 건강에도 평소 관심을 가져야 한다.

 의학기술의 발전으로 오래 산다고 해서 행복한 삶이라고 할 수 있을까? 남성이건 여성이건 온전한 기능을 유지하며 건강하게 살아야 의미 있고 행복한 삶이라고 할 수 있다. 신체의 노화는 누구나 피해갈 수 없다. 남성도 갱년기가 충분히 올 수 있다.

퇴직자나 명퇴자 우울증

증상과 자가진단

인간들은 개인적이나 사회적이나 할 것 없이 최고의 희망사항은 안정적인 삶을 살아가는 것이다. 특히 오랜 직장생활을 끝마치고 퇴직할 때 대부분 사람들은 두려움이 앞설 것이다. 왜냐하면 퇴직 후 어떤 삶을 살아가야 할지에 대한 막막함에서 비롯되기 때문이다. 예를 들어 퇴직 전까지 까만 머리카락이 퇴직 후 하얀 머리카락으로 갑자기 바뀌게 되는 것은 그만큼 안정감을 찾지 못하는 스트레스 때문이라고 생각된다. 따라서 안정감을 빨리 찾은 퇴직자들은 오히려 퇴직 후의 생활이 행복하고 여유롭게 느껴지는 경우도 많다. 따라서 퇴직의 후유증이 매우 크기 때문에 안정감이란 단어가 더더욱 매력적으로 보인다. 어쨌든 퇴직 후 직장 밖으로 나간다는 것은 조직 안에 있었던 것과는 전혀 다른 새로운 세계로 나아가는 것이기 때문에 삶이 그다지 만만치 않을 것이다.

퇴직자나 명퇴자의 상실감에서 오는 우울증

퇴직 후 가장 큰 고민은 어떻게 살아가야 할지에 대한 생존문제이다. 물론 모든 퇴직자들이 그렇다는 것은 아니다. 퇴직 전에 미리 퇴직 후의 삶에 대해 준비하는 사람들도 많다. 어쨌든 경제적으로 어려움이 없는 일부 퇴직자를 제외한 대부분의 퇴직자들은 생존에 대한 문제로 많은 고민에 빠질 것이다. 통계적으로 보면 상당수의 퇴직자들은 고용이 불안정한 비정규직으로 근무하면서 생계를 꾸려나가거나, 아니면 자영업을 선택하기도 한다. 하지만 사회는 자신이 꿈 꾼대로 돌아가지 않기 때문에 성공한 예가 별로 없다. 특히 몇 번의 실패를 반복하다보면 평생 동안 종사한 회사에서 받은 퇴직금은 눈 깜짝할 사이 사라진다. 따라서 이런 생존의 문제는 삶을 더더욱 절박하게 만든다. 한마디로 벼랑 끝에 선 기분일 것이다.

퇴직자 우울증으로 의심되는 증상

• 평소보다 화가 많다

어느 연구팀은 우울증환자 가운데 약 54%가 화를 많이 내거나 상대에게 폭력적 감정을 보이는 증세 등이 나타난다고 했다. 평소라면 웃고 넘겨버릴 수 있는 아주 사소한 일에도 불같은 화를 내거나, 타인의 말이나 행동에 폭력적·적대적으로 반격하는 경우가 평소보다 많았다면 한번쯤 우울증으로 의심해 볼만하다.

• 무감각, 무표정하다

무감각이거나 무표정은 우울증을 앓았던 사람들이 우울감 외에 가장 많이 경험한 심리상태 중의 하나이다. 다시 말해 평소 즐기던 TV드라마를 시청하거나 몇 년 만에 친한 지인을 만났을 때도 감정의 변화가 없는 상태를 말한다. 특히 이런 상황에서 만나는 친한 지인에게 오해를 받을 수 있는 여지도 있다. 특히 생활자체를 무의미하게 받아들이는 감정이 평소보다 잦아진다거나, 평소와 달리 타인의 그 어떤 사연에도 별다른 감정을 느끼지 못하는 것도 무감각·무표정과 비슷한 것이다.

• 통증에 대한 과민반응이 심하다

수많은 연구를 통해 우울증과 통증은 비슷한 생물학적 과정을 거치는 것으로 밝혀졌다. 또한 우울증환자 가운데 약 75%가 만성통증이 나타난다는 연구결과도 있다. 더구나 우울감이 신체의 통증을 유발하거나, 통증의 강도를 한층 더 강하게 할 수도 있다. 예를 들면 원인을 알 수 없는 복통이나 두통 등이 지속되거나 작은 부상에도 고통이 평소보다 강하게 느껴질 때는 우울증으로 한번쯤 의심해봐야 한다.

10

노인 우울증 증상과 자가진단

과거와 달리 현대사회는 100세 시대라고 불릴 만큼 수명이 점점 길어지고 있다. 하지만 경제적 이유, 배우자 상실, 사회적 고립 등으로 질 높은 삶을 누리지 못하는 현실에서 노인들이 우울증에 시달리는 경우가 많다. 나이가 들어가면서 건망증이 점점 찾아오게 된다. 노인분들이 갑자기 화를 내거나 기억력 저하 증상이 나타나면 흔히 치매라고 판단하시는 분들이 많은데 치매가 아니라 노인 우울증일 수도 있다. 노인 우울증은 치매와 비슷한 증상을 보이기에 구분하기가 쉽지 않다.

노인 우울증 원인은?

노인 우울증 원인은 신체적 요인으로 나이가 들면 신체적 질병으로(뇌경색증, 난청, 만성 신체질환, 만성 통증, 심근경색증, 관절염 등) 인해 신체의 기능 상실은 우울증 정도와 비례하기에 건강에 신경 써야 한다. 또한 사회심리학적 요인으로 노년기에는 배우자나 자식의 죽음, 친지, 이혼, 경제적 어려움, 자녀의 독립, 병든 가족을 돌보는 등의 사회적 지지체계의 부재로 우울증을 겪기도 한다. 병고, 빈고, 고독이 노인의 우울증 요인이라 할 수 있다.

노인 우울증 자가진단

❶ 체중감소(드물게 체중이 증가함)가 뚜렷하게 나타난다.

❷ 정신이 초조하거나 둔해지거나 기억력 저하가 나타난다.

❸ 스스로 삶에 대한 가치를 상실하여 과도하거나 부적절한 죄책감을 가진다.

❹ 건강염려에 지나치게 생각하고 있다.

❺ 두통 또는 소화불량 등에 대한 호소가 많아진다.

❻ 죽음 또는 자살에 대해 심각하게 생각한다.

❼ 자주 피곤하고 의욕이 없으며 활동량이 줄어든다.

❽ 과거와 달리 집중력이 현저하게 떨어진다.

❾ 잠들기 힘든 불면증에 시달리고 있다.

❿ 모든 사회활동에 있어 흥미나 즐거움을 느끼지 못한다.

(위 증상 중 절반 이상 증상이 2주 이상 지속된다면 우울증을 의심해볼 수 있다)

노인 우울증 예방법과 치료방법?

• 보험공단에서 실시하는 우울증 등 정신건강검사를 받아보는 것이 좋다.

• 만성질환이 악화되면 우울증 위험이 커지므로 혈압, 당뇨 등 만성질환을 평소에 잘 관리한다.

• 가족, 친구, 지인 등을 자주 만나고 취미활동을 해본다.

• 기억력을 높이는 활동과 운동을 통해 뇌의 근육을 단련시켜줌으로써 우울증을 예방할 수 있다.

• 평소 긍정적인 사고와 즐거운 마음을 가지려 노력한다. 위와 같이 예방할 수 있는 방법도 있지만 이미 노인 우울증이 진행된 상태라면 전문가의 도움을 받는 것이 좋다.

Chapter

05

내 가족이 우울증에
빠졌다면?

내 가족이 우울증에 빠졌다면?

and
Answer 　우울증이란 질환은 어디에나 존재하지만 쉽게 눈에 띄지 않는다. 늦게 발견했다간 환자뿐만 아니라 주변사람들까지 서서히 잠식하는 참 무서운 질환이다. 가려진 우울증이 주변사람에게 미치는 영향은 크다.

　우울증은 앞서 말했듯이 눈에 크게 뜨이는 증상이 없다. 공황장애처럼 발작을 일으키지도 않고, ADHD처럼 미묘한 낌새를 알아차리기도 힘들다. 하지만 어느새 정신을 차리고 나면 삶의 많은 부분에 우울증이 잠식하여 영향을 미치고 있을 때가 있다.

　최근 OECD 통계에 따르면 2021년 국내 우울증 유병률이 38%에 이른다는 결과가 나왔다. 38%라면 우리 모두가 가족 또는 가까운 지인으로부터 우울증의 영향을 받고 있다고 해도 과언이 아닐 것이다.

우울증 환자들이 보이는 삶의 변화

　우울증을 앓게 되면 아주 작지만 미묘하게 삶의 양식이 변화되기 시작한다. 평소에 깔끔하던 사람도 방이 어지럽혀지고, 옷가지들이 너저분해지거나, 식사를 거르고, 약속을 자주 취소하고 침대에만 누워있는 등 일상 속에서 의지와 열정이 서서히 사그라진다. 이러한 증세는 일상생활에서 쉽게 눈치 채기도 쉽지 않을 뿐더러 무심코 지나치기 쉽다. 환자가 스스로 본인의 상태에 대해서 설명하지 않는 이상, 주변사람이 정말 유심히 살펴보지 않는다면 악화될 수 밖에 없는 구조이다. 그렇기 때문에 우울증을 가려진 질환이라고 말한다.

우울증 환자의 가족이 겪는 변화

우울증 환자들의 가족들이 가장 많이 느끼는 감정은 죄책감이다. 왜, 일찍 알아차리지 못했는지, 우울증의 원인이 나의 무관심은 아니었는지 과거를 되짚으며 후회하기 시작한다. 하지만 우울증 환자의 가족들이 알아야할 점은 우울증이란 병은 단순히 한 가지 원인으로 발생하지 않는다는 점이다.

우울증의 원인은 기질적으로 예민한 유전적 요인이 작용할 수 있으며, 갑작스러운 주변 환경의 변화 등도 요인으로 작용할 수 있다. 그러므로 가족들은 나로 인해, 무관심으로 인해, 일찍 알아차리지 못한 부주의함의 죄책감으로부터 먼저 벗어나야 가족들에게 우울증이 전염되지 않고 벗어날 수가 있다.

우울증의 예방과 치료

가족 중의 한 사람이라도 과도한 수면이나 불면을 앓고, 집중력이 저하되거나, 활동에 흥미를 잃고, 감정조절이 예민해지며, 의욕과 에너지가 크게 저하됐다면 한번쯤은 우울증을 의심해볼 수 있다. 하지만 환자 스스로 일시적으로 우울감에 빠졌다가 회복이 될 수도 있으므로 장기간 유심히 살펴보는 것이 중요하다. 만약 1~2개월 내외로 일상 회복이 되지 않는다면 우울증으로 발전될 수 있다.

단백질이 부족했을 때
오는 우울증

66 단백질과 비타민B의 결핍에서 오는 우울증 증상은 평
소에 기분이 좋지 않으며 체력과 근력에 힘이 없고 평
소에 고기나 생선, 달걀 등을 별로 섭취하지 않는 사람
에게서 나타나는 유형이다. 99

단백질이 부족했을 때 오는 우울증

단백질과 비타민B의 결핍에서 오는 우울증 증상은 평소에 기분이 좋지 않으며 체력과 근력에 힘이 없고 평소에 고기나 생선, 달걀 등을 별로 섭취하지 않는 사람에게서 나타나는 유형이다.

● 하루에 필요한 단백질 기본 섭취량

체중 1kg당 1~1.5g인데 섭취량을 50g이지만 더 섭취해도 괜찮다.

단백질은 우리 신체의 20%를 구성하고 뇌 물질을 생성하는 재료이며 아미노산의 공급원이기도 하다. 체내에서 쌓이지 않기 때문에 필요량을 매일 섭취해도 비만증상이 나타나지 않는다.

단백질과 비타민B는 우리 신체의 근육과 장기 그리고 뼈와 혈액 등을 구성하는 있어서 매우 중요한 성분이다. 또한 우리 신체의 생명활동에 있어서 반드시 필요한 효소, 호르몬, 면역 등의 항체성분이기도 하다.

단백질은 아미노산이 펩타이드 결합으로 생긴 여러 개의 아미노산으로 생성된 고분자화합물로 우리 신체에 꼭 필요한 3대 영양소 중의 하나이다. 단백질을 구성하는 아미노산의 수는 20여종이며, 이 가운데 9종은 체내에서 합성되지 않기 때문에 식품을 통해 섭취해야하는데, 것이 '필수아미노산'이다. 따라서 9종이 골고루 함유되어 있는

양질의 식품들은 고기, 생선, 달걀, 대두, 유제품 등으로 매일 섭취해
주는 것이 좋다.

● 단백질과 비타민B는 우리 몸에 어떤 영향을 줄까?

뇌가 정상적으로 활동하려면 반드시 아미노산이 있어야만 한다. 아
미노산은 단백질을 구성하는 매우 중요한 요소이다. 아미노산은 체
내에서 합성이 가능한 것과 불가능한 것이 있는데, 합성이 불가능한
것은 단백질이 풍부한 식품을 통해 섭취해야만 한다.

그리고 체내에서 단백질이 유효하게 작용하려면 반드시 비타민B의
도움이 필요하다. 만약 체내에서 단백질과 비타민B가 결핍될 경우
감정을 조절해주는 '세로토닌'과 '도파민' 등이 생성되지 않기 때문
에 기분이 저하된다. 특히 단백질과 비타민B는 신체 내에 쌓이지 않
고 섭취하면 곧바로 쓰이기 때문에 과잉 섭취해도 비만으로 되지 않
는다. 따라서 매일 섭취하도록 습관화해도 괜찮다.

● 단백질과 비타민B의 상호작용은 어떻게 이루어질까?

체내로 유입된 단백질이 분해되면서 다른 단백질로 생성되기 위해
서는 반드시 비타민B의 도움이 필요하다. 우리가 섭취한 단백질과
이와 동일한 양의 단백질은 비타민B에 의해 분해와 합성작용을 반복
한다. 따라서 비타민B가 결핍되면 이 이런 과정은 정상적으로 작동
되지 않으며 세포의 교체도 원활하게 이루어지지 않는다.

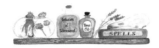

단백질 부족 우울증에서 벗어나는 가벼운 집밥

계란토마토시금치볶음

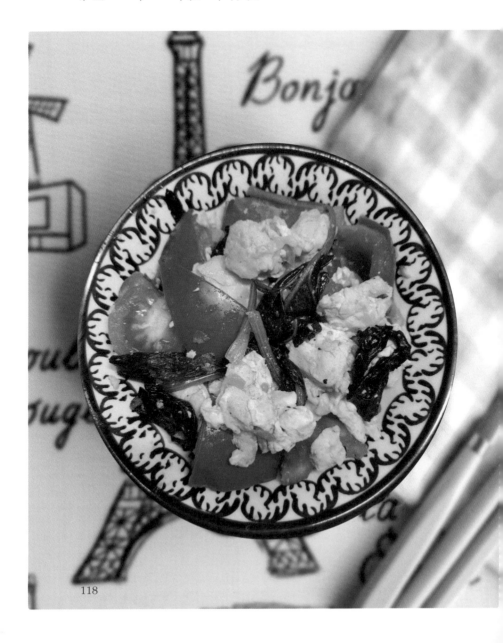

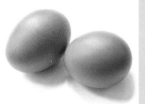

계란

달걀은 전 세계적으로 '완전식품'으로 불리고 있을 만큼 질이 우수한 아미노산, 비타민, 미네랄 등이 들어 있다. 달걀 1개당 단백질이 6g이 함유되어 있다.

계란토마토시금치볶음

● 준비할 재료 ●

토마토 2개
(방울토마토)
계란 3개
시금치 1/2줌
다진마늘(통마늘)
1,5큰술
소금 1꼬집
후추 약간
설탕 1/4큰술

● 조리순서Steps ●

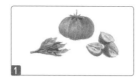

1 시금치는 썻어서 적당히 먹기 좋게 약 2등분으로 썰어주고 토마토는 4등분 하여 준비하고, 방울토마토는 2등분 해서 준비한다.

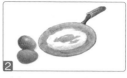

2 계란을 풀어서 달군 팬에 저어가며 달달 볶아서 스크램블을 만든 다음 다른 그릇에 옮겨 놓는다.

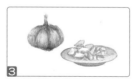

3 팬을 달군 뒤 다진 마늘이나 통마늘을 편으로 썰어서 기름에 볶아 마늘향을 내어 준 후, 토마토와 소금 한꼬집, 후추 약간을 넣어 볶아 준다.

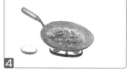

4 토마토를 볶다가 볶은 계란과 시금치를 넣고 준비한 설탕을 넣어 한소끔 더 볶아 준 후 불을 끈다.

Tips

마늘 대신 파를 넣고 파기름을 내주면 파향의 색다른 맛을 느낄 수 있다.

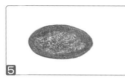

5 설탕과 소금은 기호에 맞게 적절하게 넣으면 완성된다.

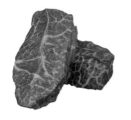

육류

단백질은 쇠고기 100g당 20g이 함유되어 있는데, 돼지고기는 다리 살과 목심, 닭고기 가슴살을 섭취하면 효과적으로 단백질을 섭취할 수 있다.

단백질 부족 우울증에서 벗어나는 가벼운 집밥
소고기 덮밥

●준비할 재료●

소고기 안심 200g
양파 1개
밥 2공기

[고기 밑간]
올리브오일 2스푼
소금 적당량,
후춧가루 적당히

[소스]
간장 3스푼,
올리고당 1스푼,
맛술 2스푼,
버터 0.2스푼

●조리순서Steps●

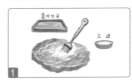

1

소고기는 안심은 밑간을 해준다. 올리브오일을 고기 전체에 고루 발라주고 소금, 후춧가루를 솔솔 뿌려 재워 둔다.

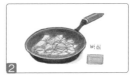

2

그사이 양파 1개를 채 썰어 달군 팬에 버터 0.5를 두르고 양파를 볶아준다.

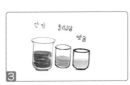

3

소스 재료인 간장 3, 올리고당 1, 맛술 2를 한데 넣어 살짝 조려 주면 양파 볶음소스가 완성된다.

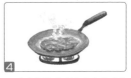

4

뜨겁게 충분히 달군 팬에 마리네이드 한 소고기를 올려 준다. 그리고 드시는 분 취향에 맞게 앞, 뒤로 고기를 익혀준다.

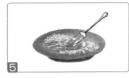

5

그릇에 밥을 적당하게 담고 그 위에 볶아 놓은 양파를 올려주고 마지막으로 안심을 먹기 좋게 썰어 얹어주면 근사한 한 끼 소고기 덮밥이 완성된다.

Tips

팬에 소고기를 맛있게 구우려면 일단 팬을 뜨겁게 달궈주고 딱 한 번씩만 뒤집어 굽는 게 좋다.

단백질 부족 우울증에서 벗어나는 가벼운 집밥

소고기느타리버섯국

●준비할 재료●

느타리버섯 350g,
쇠고기(등심) 320g
대파 4뿌리
고춧가루 2+1/2큰술
물 적당량

[양념재료]
다진 마늘 1큰술
조선간장 2큰술
소금 적당량
참기름 1큰술
후춧가루 약간

●조리순서Steps●

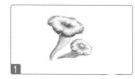

1
느타리버섯은 반으로 찢어준다.

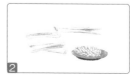

2
대파와 마늘은 껍질을 벗겨 씻은
후 대파는 5cm 정도 길이로 썬
후 흰 부분은 반으로 썰고 마늘
은 다져준다.

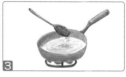

3
고춧가루 1큰술을 넣어 볶아주
고 물을 적당량 붓고 끓여준다.

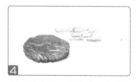

4
쇠고기가 부드럽게 익으면 대파
와 느타리버섯을 넣어서 끓여준
다.

Tips

[느타리버섯 보관방법]
살이 연해 쉽게 상하기 때문에
오랫동안 보관하지 않는 게 좋
으며, 포장상태 그대로 1~5도
씨까지의 냉장고나 김치냉장
고에 보관하는 게 좋다.

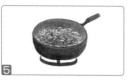

5
나머지 고춧가루와 다진 마늘,
조선간장, 후춧가루, 소금으로
간을 맞춰 주고 한소끔 끓이면
된다.

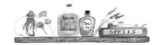

단백질 부족 우울증에서 벗어나는 가벼운 집밥

두부 브로콜리볶음

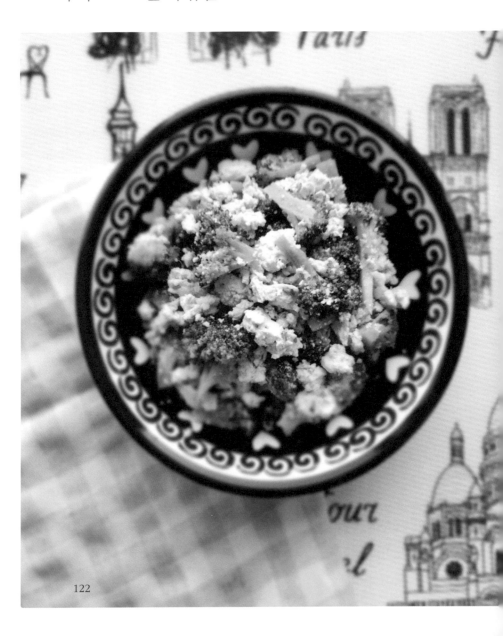

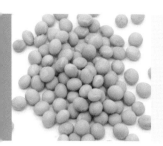

콩류

콩류나 두부, 비지 등은 고단백이지만 저지방 식물 단백질로 두부는 반 모당 10g의 단백질이 함유되어 있다.

두부브로콜리볶음

● 준비할 재료 ●

두부 1/2모, 브로콜리 1송이, 소금 1t, 참기름 1스푼, 다진마늘 1스푼, 깨소금 1스푼

● 조리순서Steps ●

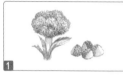

1

브로콜리를 먹기 좋게 자른 다음 끓는 물에 3분~5분정도 살짝 데 쳐준다. 브로콜리를 넣고 데칠 때 소금을 조금 넣는다.

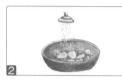

2

데친 브로콜리는 찬물에 한번 헹 귀준다.

3

두부 반모를 일회용 비닐봉지에 넣어서 손으로 수제비 반죽 같은 모양이 되도록 으깨서 준비 해 준다.

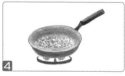

4

다진마늘(1스푼) 한숟가락을 넣 어서 참기름에 같이 달달 볶아준 다.

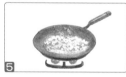

5

가볍게 한번 볶은 다음 으깬 두 부를 넣어서 한 번 더 볶아준다.

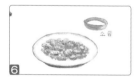

6

소금을 넣어 간을 맞춘 다음 깨 소금으로 마무리 해 준다.

Tips 으깬 두부는 밥에 비벼먹어도 정말 맛있다.

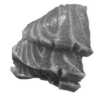

생선류

여러 생선 중에서 연어는 단백질 함유량이 가장 풍부하녀 100g당 20g 이 들어 있다. 이밖에 등 붉은 생선인 대구, 도미, 참치 등에도 많이 들어 있다.

단백질 부족 우울증에서 벗어나는 가벼운 집밥
연어회덮밥

●준비할 재료●

연어200g
새싹채소 2줌
밥 2공기

[양념재료]
고추장 1스푼
식초 2스푼
매실액 1스푼
올리고당 1스푼
생강가루 1꼬집
참기름 1스푼
통깨 적당량

●조리순서Steps●

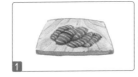

연어는 먹기좋은 크기로 썰어놓는다.

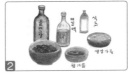

초고추장을 만든다.

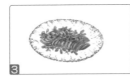

고추장1, 식초2, 매실액1, 올리고당1, 생강가루 한꼬집, 참기름1스푼을 섞어서 준비해둔다.

4 밥을 그릇에 담고 새싹채소를 담고, 연어를 올리고, 초고추장을 올린 후 통깨를 뿌려주면 완성이다.

Tips

연어 대신 참치나 다른 회를 올려도 좋다. 채소는 양상추나 양배추, 깻잎도 넣어주면 더 좋다.

치즈

치즈는 생유를 응축시킨 것으로 단백질도 함께 응축되는데, 종류에 따라 단백질 함유량도 다르다.

단백질 부족 우울증에서 벗어나는 가벼운 집밥

치즈브로콜리

●준비할 재료●

브로콜리 2컵 (200g)
간 모차렐라 치즈 2컵 (200g)
올리브 오일 1작은술 (15ml)
천일염 1숟갈 (15g)
다져 놓은 마늘 2쪽

●조리순서Steps●

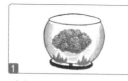

1 먼저 10분간 브로콜리를 찐다.

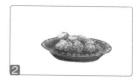

2 브로콜리가 익으면 따로 보관해 두면서 식힌다. 다 식으면 작게 자른다.

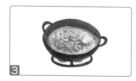

3 올리브오일을 두른 팬에 브로콜리를 넣고 다진 마늘과 함께 볶는다.

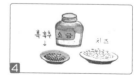

4 잘 섞은 뒤 소금과 흑후추(선택 사항)로 간을 하고 나서 마지막으로 치즈를 넣는다.

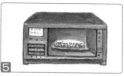

5 작은 크기의 오븐용 그릇에 모든 재료를 담고 오븐에 넣은 뒤 180도에서 20분간 굽는다.

비타민B군은 우리 몸에서 어떤 역할을 할까?

● 비타민B군은 우리 몸에서 어떤 역할을 할까?

단백질의 섭취를 도와주는 비타민B2는 우리 인체에서 지질대사나 성장에 매우 중요한 영양분이다. 그래서 '발육 비타민'으로도 불리고 있으며 성장발육을 촉진하고 지질대사에 적용된다. 또한 피부, 머리, 손톱 등의 세포의 재생에도 연관되어 있다.

● 적혈구 생성을 촉진시키는 비타민B12

비타민B12는 아미노산 또는 지방산 대사, 적혈구 등의 성장에 작용한다. 또한 엽산과 상호 협력하여 골수에서 적혈구를 생산에 관여하기 때문에 악성빈혈을 예방해준다.

● 뇌, 신경 등에서 정상적인 움직임을 관장하는
  비타민B1

비타민B1은 당질을 뇌 또는 신경기능을 정상으로 유지해주는 에너지로서 쓰이도록 분해해주는 역할을 담당한다. 비타민B1이 결핍되면 피로감이 쌓이게 된다.

● 아미노산 대사와 면역기능을 관장하는 비타민B6

비타민B6은 아미노산 대사를 도와주고 면역기능의 활동을 유지해주며 피부 저항력 증진, 헤모글로빈과 신경전달물질 합성에도 관장한다.

가벼운 우울증은 자기 관리법으로도
쉽게 벗어날 수 있다

사람이라면 누구나 할 것 없이 삶에서 한번쯤은 우울하거나 무기력함을 겪게 된다. 우리나라의 경우 일생동안 한번 이상 가벼운 우울증을 앓게 될 확률이 전체인구의 70% 이상이라고 한다. 이와 함께 정신과 환자는 95%, 일반인은 72%, 정신과 전문의는 65%가 가벼운 우울감이나 무기력감을 겪었다는 연구보고가 있다.

물론 우울하다고 느끼는 순간 곧바로 정신과를 찾는 사람은 거의 없다. 왜냐하면 우울하거나, 의욕 저하나, 식욕의 변화나, 집중력 저하나, 수면습관의 변화 등 일시적으로 가볍게 나타나는 증상이기 때문에 스스로 극복하는 경우가 많다. 따라서 이와 같은 기분전환에 필요한 것이 바로 자기관리법의 활용이다.

한국보건의료연구원은 정신과 환자 집단, 일반인 집단, 정신과 전문의 집단 등으로 분류한 다음, 자기관리법에 얼마나 의존하는지를 조사했다. 그 결과 정신과 환자를 제외한 나머지 사람들은 가벼운 우울증이 나타났을 때 정신과 진료보다 자기관리법을 선호하는 것으로 조사됐다.

즉 가벼운 우울증이 나타났을 때 일반인 67%, 정신과 전문의

83%가 자기관리법을 활용하는 것으로 나타났는데, 전문의에게 진료 받는 것보다 훨씬 높다. 이와 반대로 정신과 환자의 50%가 정신과 진료를 받았으며, 26%는 자가관리법을 활용했다. 이것은 정신과 환자들이 다른 환자들보다 정신과 진료가 쉽다는 것을 말해준다.

그렇다면 의학적으로 효과가 입증된 우울증 치료방법보다 왜 자가관리법을 선택하고 있을까? 첫째, 정신과에 대한 잘못된 편견 때문인데, 대부분 사람들은 비싼 정신과 치료비와 '정신과 환자'로 찍히는 것이고 둘째, 가벼운 우울증은 병원보다 자기관리법으로 해결할 수 있다는 생각 때문일 것이다.

가벼운 우울증 자기관리법 유의사항

자기관리법이 우울증 개선에 어느 정도 효과가 나타난다고 해서 이것에 전적으로 의존해서는 안 된다. 왜냐하면 자가관리법은 치료에 악영향 또는 치료시점을 놓칠 수 있기 때문이다. 따라서 자가관리법을 유익하게 활용하기 위해선 아래 사항을 잘 알아야 한다.

첫째, 정기적인 자가 검진으로 자신의 정신건강을 관찰한다.

이때 문제를 발견했지만 해결할 수 없거나 악화되면 그 즉시 전문의를 찾아 정확한 진단과 치료를 받아야 한다.

둘째, 자가관리법은 반드시 효과가 입증된 것만 활용해야 한다. 입증되지 않은 자가관리법은 무용지물이며 시간과 돈만 낭비할 뿐이다. 특히 카페인, 고 탄수화물 식이요법, 인삼, 오메가-3, 타우린, 비타민요법(B6, B12, B9, C, D), 가시오가피, 천연남성호르몬(프로게스테론) 등은 일시적으로 도움이 되겠지만 장기적으론 효과가 없다.

셋째, 불확실한 자가관리법에 빠지지 말아야 한다. 대부분 사람들은 우울증 개선에 댄스, 마사지, 명상, 음악, 기도, 기공, 애완동물 사육, 레크리에이션, 산림활동 및 원예치료 등이 효과가 있다고 생각한다. 물론 효과가 없다는 것은 아니지만, 지금까지 의학적 효과가 입증되지 않았다는 의미이다.

아연이 부족했을 때 오는 우울증

> 66 아연 결핍에서 오는 우울증의 증상은 평소에 맛을 잘 느끼지 못하며 정력이 저하되어 있고 가공식품인 스낵, 인스턴트식품, 라면 등을 좋아하는 사람에게서 나타나는 유형이다. 99

아연이 부족했을 때 오는 우울증

아연 결핍에서 오는 우울증의 증상은 평소에 맛을 잘 느끼지 못하며 정력이 저하되어 있고 가공식품인 스낵, 인스턴트식품, 라면 등을 좋아하는 사람에게서 나타나는 유형이다.

●하루에 필요한 기본 섭취량

· 18세 미만 = 3~10㎎ (성장에 따라 점차 증가함)

· 남성 18세 이상 = 11㎎ / 여성 18세 이상 = 8㎎

아연은 수용성 미네랄이기 때문에 국물로 섭취할 수 있는 요리가 좋다.

아연은 필수 미네랄 중 하나로 면역력 강화와 상처치유, DNA합성, 맛과 후각 등을 유지해준다. 한마디로 우리 몸 전체에 사용되는 영양소이다. 이밖에 정상적인 세포분열을 도와주거나 당대사를 원활하게 해주는 작용도 한다. 하지만 아연이 결핍되면 미각장애를 일으키기도 한다.

●아연의 결핍은 미각장애로 유발한다.
 아연은 세포분열, DNA합성과 복제에 도와주고 뇌 안에서는 기억을
담당하는 해마에 들어 있는 미네랄이다. 뇌의 기능인 기억형성과 감
각전달 등을 컨트롤해주는데, 만약 아연이 결핍되면 뇌의 기능조절이
어려워져 미각 또는 후각에 이상이 나타나거나 기억장해를 유발한다.
성장발육이 왕성한 어린아이들의 경우에 아연이 결핍이 되면 세포분
열이 어려워지기 때문에 성장에 장해가 나타나면서 저신장 또는 발달
지연의 원인이 된다.
 더구나 아연은 노화를 촉진시켜주는 활성산소를 억제하는 효소를 컨
트롤해주기 때문에 반드시 필요한 영양소이다. 만약 고령자에게 아연
이 결핍된다면 노화의 속도가 점점 빨라진다. 상처가 짓물러 좀처럼
낫지 않는 경우에도 아연결핍으로 세포분열이 원활하게 작동되지 않
기 때문이다.

●아연은 100여개의 효소와 연관되어 있다.
 아연은 면역, 소화, 흡수, 대사, 배출 등을 관장하는 100여개의 효소
를 활성화시켜 신체를 움직이게 해주는 역할을 한다. 직접 신체를 움
직이지 않아도 자연적으로 신체를 움직이게 하는 기능을 지원하고
있어 아연이 결핍되면 전신에서 좋지 않는 증상들 나타날 가능성이
매우 높다. 효소가 체내에서 만들어지지만 이것을 움직이게 하는 아
연은 식사로 섭취해야만 가능하다. 나이를 먹을수록 위장에서의 음
식물 흡수가 떨어지기 때문에 가능한 한 아연을 많이 섭취해주는 것
이 좋다.

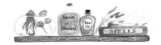

아연 부족 우울증에서 벗어나는 가벼운 집밥

굴미역국

철분이 풍부해서 빈혈을 예방해줘 여성들에게 특히 좋다.

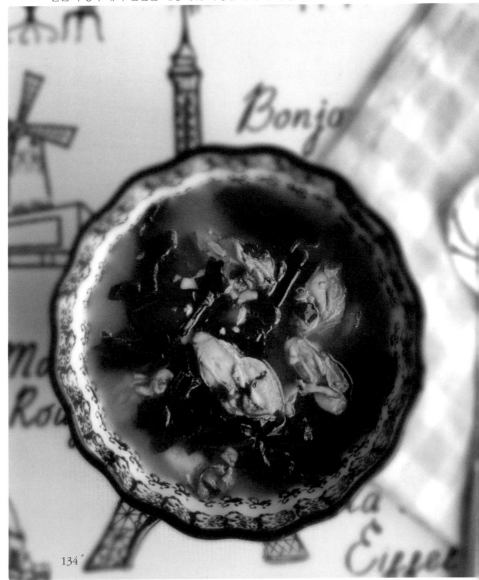

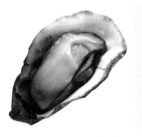

굴

굴은 아연의 함유량이 가장 많으며, 굴 100g당 12㎎의 아연이 들어 있다.
굴은 계절음식으로 호불호가 많은 음식이기도 하다.

굴 미역국

●준비할 재료●

마른 미역 1줌, 물 1500ml, 무즙 500ml, 생굴 반근 (200g), 마늘 3톨
[양념재료] 참기름 2큰술, 국간장 3큰술, 꽃소금 1/2큰술

●조리순서Steps●

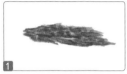

1 마른 미역을 준비한다. 찬물에 미역을 넣고 10~15분 정도 불리고 미역이 불려지면 찬물에 서너 번 씻어서 체에 밭쳐둔다.

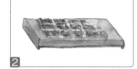

2 도마에 놓고 먹기 좋게 4~5등분한다.

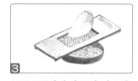

3 무를 도톰하게 한 토막 자른 후에 강판에 갈아서 무즙을 낸 후물 반 컵을 넣어 섞어준다.

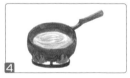

4 냄비를 달구고 참기름을 1~2큰술 정도 넣어준다.

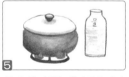

5 물기 뺀 미역을 참기름에 달달 볶다가 국간장 1큰술을 넣고 미역의 물기가 하나도 없어질 때까지 볶아준다. 그리고 나서 찬물 1,500ml 부어 뚜껑을 닫고 20분 정도 끓여준다.

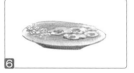

6 마늘과 굴을 넣고 넣어준 후 바로 젓지 마시고 1~2분 있다가 국자로 한번 저어준다.

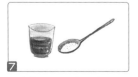

7 국간장 2큰술 추가로 넣고 소금을 반 큰술 정도 넣어 간을 맞춰주면 된다.

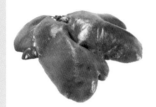

돼지 간

돼지 간 100g당 6.9㎎의 아연이 함유되어 있는데 아연함유량이 굴 다음으로 많이 함유되어 있고 돼지 간과 비타민C가 풍부한 부추와 볶아서 섭취하면 좋다.

아연 부족 우울증에서 벗어나는 가벼운 집밥

돼지간 고추볶음

●준비할 재료 ●

돼지 간1개
청양고추 4개
마늘4쪽
소금 1/2스푼
간장 1스푼

●조리순서Steps ●

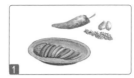

1 간을 먼저 얇게 썰고 다시 절반으로 썰고 청양고추와 마늘은 채 썬다.

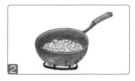

2 기름이 달아오르면 마늘을 넣어서 달달 볶는다.

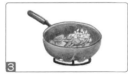

3 그리고 돼지 간을 넣고 볶으면서 바로 청양고추를 넣는다.

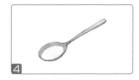

4 소금을 반 스푼 넣고 간을 맞춘다.

Tips

당근을 넣어서 볶으면 색감이 더 살아난다.

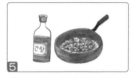

5 간장은 한 스푼 넣어서 다시 달달 볶아서 간이 베이면 불을 끈다.

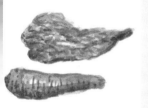

양고기

고단백 음식인 양의 다리 살에는 100g당 3.9mg의 아연이 함유되어 있으며, 철분도 2mg으로 풍부하게 들어 있는 음식이다.

아연 부족 우울증에서 벗어나는 가벼운 집밥

양고기카레

●준비할 재료●

양고기 300g, 감자 1개, 당근 1/2개, 양파 1개, 마늘 10개
[양념] 카레가루 30g, 바질가루 톡톡, 후추 톡톡톡, 케찹 1큰술, 고춧가루 1큰술

●조리순서Steps●

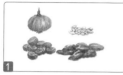

1 고기 카레는 재료를 큼직하게 썰고 통마늘도 크게 썰어 준비한다. 양고기도 다른 재료들과 사이즈를 비슷하게 맞춰서 썬다.

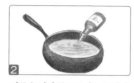

2 기름을 먼저 두르고 마늘을 먼저 넣어서 기름에 향이 충분히 배어 나오게 한다.

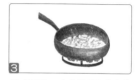

3 양파를 넣고 달달 볶아주면서 양파가 어느 정도 색이 변하려 하면 고기를 넣는다.

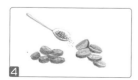

4 후추, 바질로 양념을 하고 감자와 당근을 넣고 달달 볶는다.

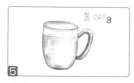

5 타지 않도록 물 200그람을 넣는다.

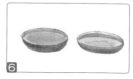

6 오뚜기 카레 약간매운맛을 사용하여 카레가루는 30그람 정도만 사용한다.

7 가루를 물에 잘 개어놓고 케찹 한 스푼, 고춧가루 한 스푼, 후추 톡톡톡 여러 번 뿌린다.

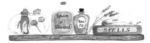

아연 부족 우울증에서 벗어나는 가벼운 집밥

소고기무국

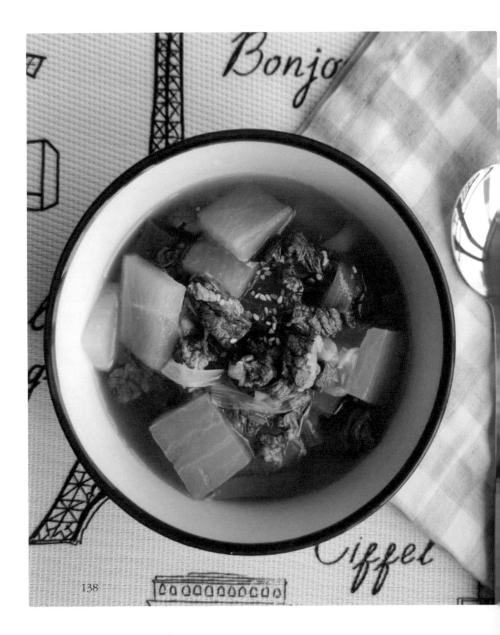

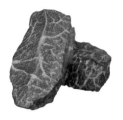

소고기

붉은 살 쇠고기 100g당 5.5mg 의 아연이 함유되어 있는데, 스테이크 요리일 때는 레몬즙을 짜 고기 위해 뿌려서 먹으면 단백질 흡수율이 더욱 놓아진다.

소고기무국

● 준비할 재료 ●

쇠고기 국거리 절단
용 120g
무 100g
물 750mL
간 마늘 0.5스푼
소금 0.5스푼
참기름 2스푼

● 조리순서(Steps) ●

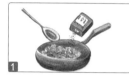

1 자른 쇠고기 120g은 참기름 1스푼에 넣고 약불에서 살살 볶아주고 후추를 약간 뿌려준다.

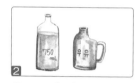

2 물 750mL(생수병 1병+우유병 1병) 넣고 끓인다. 끓을 때 생기는 거품 및 불순물을 꼭 제거하여준다.

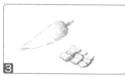

3 국물이 맑게 끓으면, 무를 손가락 두 마디 크기로 잘라준다.

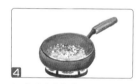

4 무가 투명해질 정도로 끓여준다. 다진 마늘 0.5스푼도 함께 넣어준다.

Tips

소고기가 끓으면 불순물을 꼭 제거해야 한다. 그래야 피비린 맛이 나지 않는다.

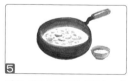

5 맑은 색감을 위해서 소금으로만 간을 한다.

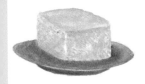

대두(콩)

콩은 100g당 4.2㎎의 아연이 함유되어 있고 단백질과 식이섬유도 풍부하게 함유되어 있다.

아연 부족 우울증에서 벗어나는 가벼운 집밥

구워먹는 두부요리

●준비할 재료●

두부 1모
청양고추 2개
소금 약간
후추 약간
올리브유

[양념재료]
고운고춧가루
 0.3스푼
다진 마늘 1스푼
맛간장 2스푼
설탕 0.5스푼
물 2스푼
들기름 약간
깨소금 약간
후추

●조리순서 Steps ●

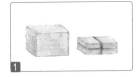

1 두부는 물기를 제거하고 양 옆으로 젓가락을 놓고 먹기 좋은 크기로 자른다.

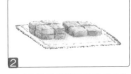

2 종이호일 위에 두부를 올리고 소금, 후추, 올리브유 약간씩 뿌린다.

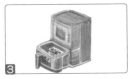

3 에어프라이어에 넣고 200도에서 20~25분간 굽는다.

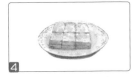

4 두부를 꺼내 그릇에 담는다.

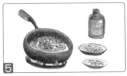

5 냄비에 들기름, 깨소금, 후추 빼고 양념 재료 넣고 바글바글 끓이다가 다진 청양고추 넣고 한소끔 끓인 뒤 불 끄고 들기름, 후춧가루, 깨소금 넣는다.

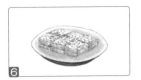

6 두부 위에 양념 올리면 맛있는 두부요리가 된다.

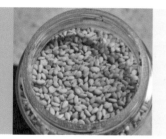

참깨

참깨 1작은 술(3g)당 0.2㎎의 아연이 들어 있으며, 섭취할 때는 깨를 갈아서 깨소금으로 만들어 요리 위에 뿌려서 먹으면 된다.

아연 부족 우울증에서 벗어나는 가벼운 집밥

참깨브로콜리 무침 샐러드

●준비할 재료 ●

브로콜리 2줌(150g)

[양념]
갈은참깨2큰술
참기름 1작은술
간장 1큰술
설탕 1/2큰술
맛술 1큰술

●조리순서Steps ●

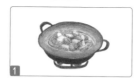

1 브로콜리는 먹기좋게 잘라, 소금 물에 살짝 데친다.

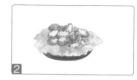

2 데친 브로콜리는 찬물에 식혀 물기를 빼준다.

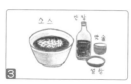

3 물기를 빼는 동안 참깨소스를 만들어 준다.

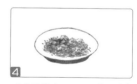

4 먹기 좋게 자른 브로콜리를 살짝 버무려 5분정도 방치해 준다.

Tips

참깨에 포함된 단백질 중 메티오닌 성분은 간장과 신장 기능을 강화시켜 준다. 특히 검은 깨는 몸에 열이 있고 변비, 가래가 심하게 끓는 이들에게 특효약이다.

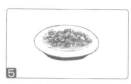

5 브로콜리와 소스의 삼투압작용으로 브로콜리에는 간이 적당히 배이고, 소스는 적당히 묽어진다.

아연 부족 우울증에서 벗어나는 가벼운 집밥

달걀노른자 볶음밥

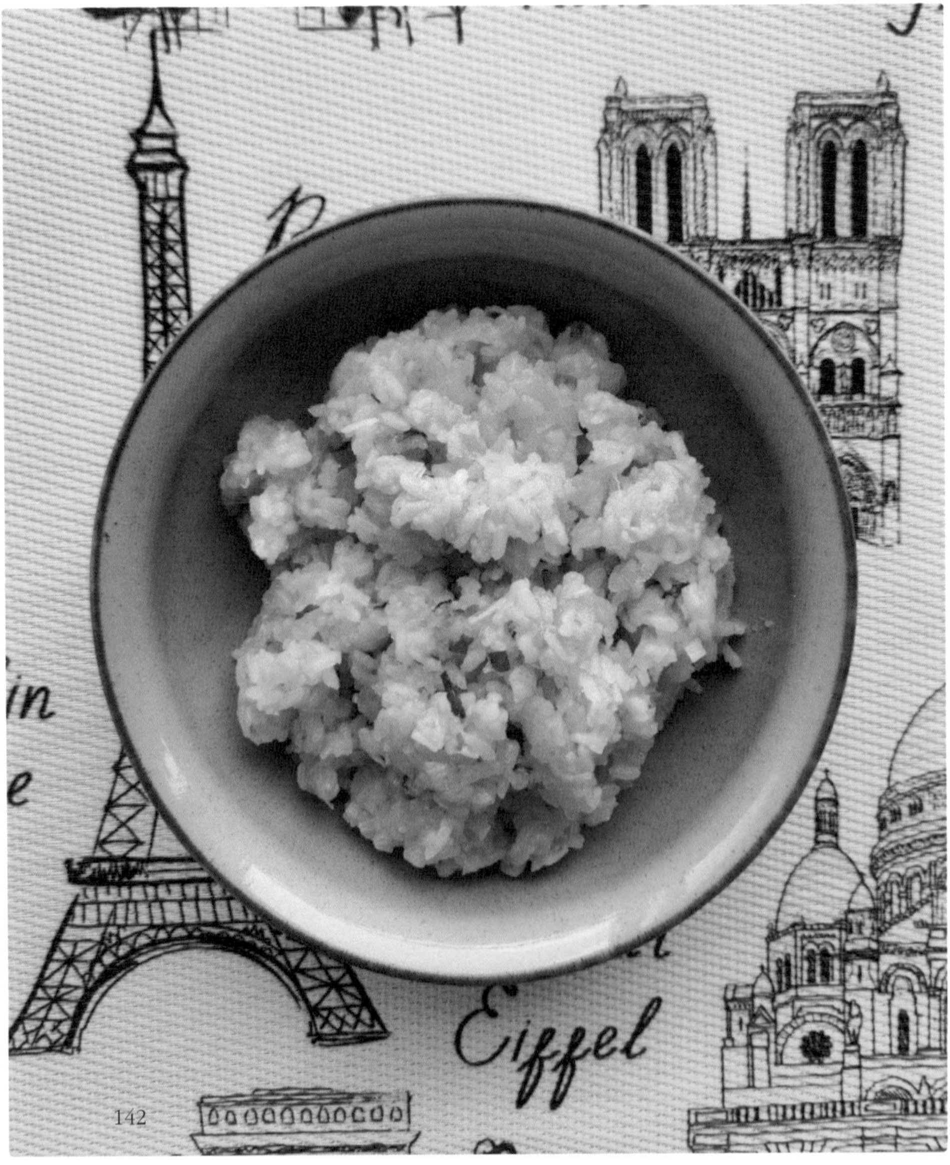

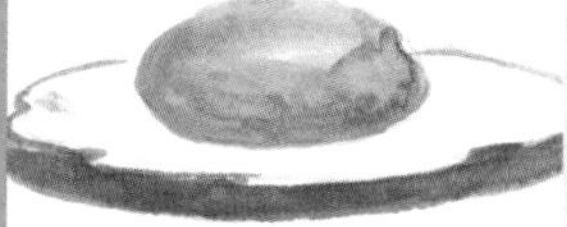

달걀노른자

달걀노른자 1개(20g)당 0.8㎎의 아연이 들어 있는데, 아연은 체내에서 저장되지 않기 때문에 소량으로 자주 섭취해야하는 단점이 있다.

달걀노른자 볶음밥

●준비할 재료●

찬밥 1공기
노른자 2개, 대파 1컵
소금 2꼬집
식용유 적당량

●조리순서Steps●

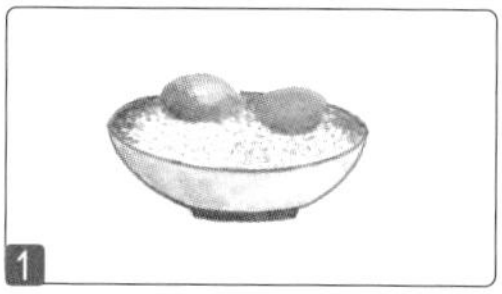

1

먼저 찬밥에 노른자 두개와 소금 2꼬집 넣고 잘 섞어 준다.

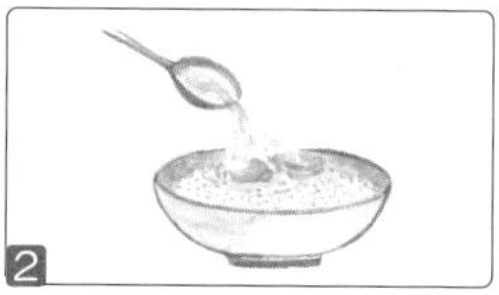

2

식용유 약간을 넣어 밥알에 달걀과 식용유가 코팅되도록 골고루 잘 섞어준다.

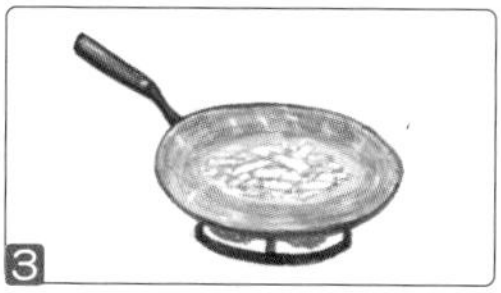

3

달궈진 팬에 식용유를 두르고 준비해둔 대파1컵을 넣어 파기름을 만들어 준다.

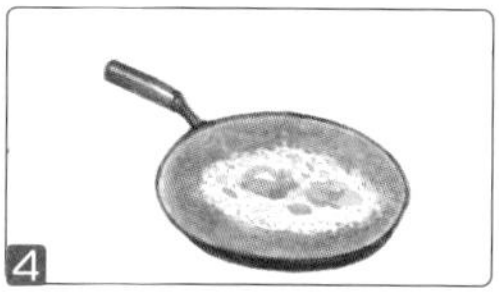

4

파기름에 미리 섞어놓았던 밥을 넣고 잘 볶아 주면 백종원 황금 볶음밥이 완성 된다.

Tips

달걀은 8종류의 필수 아미노산을 모두 균형있게 함유하고 있는 양질의 단백원이다. 달걀에 많이 함유되어 있는 콜레스테롤을 줄여주기 위해서는 조리할 때 채소나 버섯 등d을 많이 넣는 것이 좋다.

아연은 우리 몸에서 어떤 역할을 할까?

아연은 체내의 면역시스템이 세균과 바이러스를 공격하는 움직임을 도와주는 미네랄이다.

●효율적인 아연섭취는 음식궁합이 중요하다.

아연은 체내에서 흡수율이 매우 낮기 때문에 효율적인 섭취를 위해서는 흡수를 촉진해주는 비타민C 또는 구연산이 풍부한 식품과 함께 섭취해주면 된다.

●세포분열을 촉진시켜준다.

아연은 체내에서 세포분열을 촉진시켜주고 신체의 성장을 도와준다. 이에 따라 성장기나 임신 중일 때 아연의 섭취는 매우 중요하다.

아연은 체내에서 단백질 합성을 도와주기 때문에 세포의 대사가 원활해 상처를 빨리 낫게 해준다.

안티에이징은 피부조직의 노화를 예방해준다. 아연은 노화물질을 제거하는 효소를 활성화시키고 체내에서의 산화를 억제하기 때문에 탄탄한 피부를 유지할 수 있다.

●DNA합성과 복제를 담당한다.

야연은 세포가 분열할 때 DNA를 합성시켜주고 세포이 복제를 도
와주고 있다.

아연은 정자의 주원료인 단백질과 DNA합성을 도와주는 미네랄
이다.

●생리주기를 조정해준다.

아연은 호르몬분비를 담당하고 있는데, 특히 여성호르몬을 활성
화시켜 생리주기를 컨트롤해준다.

본인에게 독이 되거나 해로운 것들을 청산하자

타인 누군가가 본인에게 어떤 괴로움을 주고 있다면, 그 괴로움을 멈추게 해야 한다. 만약 자신에게 가스라이팅을 가하고 있는 사람이 가족이라면 난처하겠지만, 해결을 위해서라면 가능한 한 그 사람과 마주치지 말아야 한다.

타인과의 관계에서 본인을 괴롭히는 문제가 발생한다면, 그 당사자와의 진솔한 대화를 통해 해결하도록 노력하자. 만약 본인의 남편이 외도를 한다고 의심하거나, 친한 지인이 본인의 돈을 훔친다는 등의 기우로 기분이 우울해진다면, 가슴속에 묻어두지 말고 당사자들을 직접 만나서 해결책을 강구해야 한다.

사람과의 만남은 건강한 관계를 유지하자

조용한 환경에서 오로지 혼자 조용하게 살고 싶은 생각이 있겠지만, 다른 사람들과의 교제는 본인의 감정이나 사고에 좋은 영향을 미치게 된다. 그래서 가족이나 친구, 사랑하는 연인에게 의지하는 것도 좋은 방법이다. 또한 세상을 긍정적으로 바라볼 수 있도록 옆에서 조언해주는 사람과 많은 시간을 보내도록 하자. 즉 이와 같은 친구와의 대화를 통해 우울증을 이겨낼 수가 있으며, 이런 친구들로부터 사랑과 응원을 받고 있음을 느끼게 될 것이다.

· 우울증에 시달리고 있는 가족이나 친한 지인이 있다면, 그들의 이야기를 들어보고 조언을 들어본다. 왜냐하면 같은 질환에 시달리고 있는 사람끼리의 대화는 스스로에게 위로와 외로움을 해결하는데 도움이 된다.

· 깊은 연인이라면, 달콤한 데이트를 즐기거나 단 둘만의 시간을 갖도록 해보자. 다시 말해 가능한 한 많은 횟수의 시간을 연인과 오붓하게 보낼 수 있도록 계획하여 본인과 연인과의 관계를 즐기도록 하는 것도 많은 도움이 된다.

· 가족들과 더 많은 시간을 함께하는 것도 도움이 된다. 가족은 신뢰를 줄 수 있고 사랑과 용기를 심어주기 때문에 많은 시간을 함께 보내는 것도 우울증을 개선하거나 치료에 좋다. 만약 가족과 떨어져 살고 있다면 자주 연락을 취하도록 한다.

본인이 좋아하는 것으로 일정으로 채워보자

평소보다 바쁜 일정을 계획하고 실천한다면 신체를 활동적으로 만들고 또한 정신을 집중하게 하면서 기분전환에 많은 도움이 될 것으로 생각한다. 계획한 일정은 무리하게 구성하지 말고 본인이 충분하게 실천할 수 있어야 한다. 즉 1일 라이프 일정으로 시간표를 구성하거나 저녁 때 다음날 일정을 차분하게 계획하여 실천하는 것도 좋다. 어쨌든 중요한 것은 자신이 구성해놓은 라이프 일정을 꾸준하게 지켜나가는 것이다. 다음의 예제를 기본으로 일정을 구성해보는 것도 좋다.

· 긍정적이고 의지할 수 있는 친구와 약속.

· 좋아하는 운동.

· 쉽게 접근할 수 있는 취미생활.

· 휴식 또는 명상, 일기를 작성하는 시간.

· 웃음이 나오는 실없는 행동을 하는 시간.

· 야외활동(하루 종일 방에만 있지 말고 밖에서 햇볕을 쬐거나, 카페에 가서 책을 읽거나 하면서 외롭다는 기분을 떨쳐낸다).

무언가의 열정적인 것을 찾자

현재 자신이 가지고 있는 직장이나 일에 만족할 수는 없지만, 그렇다고 당장 직업을 바꾸거나 다른 일로 대체한다는 것은 사실 물리적으로 불가능하다. 이런 점을 유념하여 열정을 쏟아낼 수 있는 무언가를 찾는 것이 중요하다. 이런 노력은 삶의 목적과 아침에 기상하는 이유가 분명히 생길 것이다.

· 예술적 감각을 위해 미술, 공예, 노래 등의 수업에 참여한다.

· 본인의 감정이 담긴 것을 글로 표현(시, 짧은 이야기 등)한다.

· 외국어 공부를 한다.

· 운동(태권도, 댄스, 요가 수업 등)을 시작한다.

· 함께 할 수 있는 단체운동(축구, 야구 등)에 열정적으로 참여한다.

· 독서를 좋아 한다면, 독서모임에 참여한다.

남에게 베푸는 삶을 실천해보자

사랑하는 사람 또는 연인 그리고 지인 등에게 베품의 기쁨으로 삶을 전환시켜 우울증을 탈피하는 것도 좋다. 다시 말해 베품의 실천은 자신의 가치를 더 높여 주변 사람들과의 만남이 넓게 형성될 수 있다.

· 가깝고 친한 친구들에게 아주 작을 것부터 호의를 베풀어보자. 예를 들어 친한 친구가 한주 동안 받은 스트레스로 고민하고 있다면, 점심을 함께 먹거나 청소를 대신 해주는 것 등으로 베푼다면 기분이 훨씬 좋아질 것이다.

· 주변에 있는 도서관에 자원하여 성인과 어린이들에게 책 읽는

즐거움을 알려준다.

· 양로원 또는 노숙자 쉼터 등에서 봉사활동을 한 다음 본인의
변화됨을 살펴보자.

· 지역사회에 봉사하면서 시간을 보내는 것도 기분이 개운해질
수 있다.

엽산(비타민 B복합체)이
부족했을 때 오는 우울증

> 엽산 부족의 결핍에서 오는 우울증의 증상은 기분이 쉽게 가라앉고 빈혈증상에 시달리며 시금치, 야채, 간 등을 싫어하는 사람에게서 나타나는 유형이다.

엽산(비타민 B복합체)이 부족했을 때 오는 우울증

엽산 부족의 결핍에서 오는 우울증의 증상은 기분이 쉽게 가라앉고 빈혈증상에 시달리며 시금치, 야채, 간 등을 싫어하는 사람에게서 나타나는 유형이다.

엽산은 비타민B군의 복합체에 속하는 수용성 비타민으로 새로운 세포를 생산하는데 필요한 DNA(유전정보가 기재된 물질)와 단백질을 합성하는 역할을 맡고 있다. 이에 따라 세포증식이 왕성한 태아의 성장발육에 매우 중요한 영양소이다. 엽산이 결핍되면 신경관 결손이 생겨 척추갈림증이나 무뇌증 같은 심각한 기형이 나타날 수 있다. 그래서 임신을 계획하고 있거나 임신초기의 임산부들에게 반드시 필요한 영양소이기도 하다.

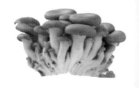

느타리버섯

느타리버섯 100g당 129μg의 엽산이 함유되어 있다. 대부분의 버섯은 저열량과 고단백 식품으로 무기질과 비타민이 채소와 과일만큼 엽산과 비타민D가 풍부하게 들어 있어 우울증 개선에 좋은 식품으로 알려져 있다.

엽산부족 우울증에서 벗어나는 가벼운 집밥
느타리버섯 브로콜리 볶음

● 준비할 재료 ●

[버섯 볶음재료] 느타리버섯 200g, 브로콜리 60g, 양파 1/2개, 홍고추 1/2개, 대파 약간
[양념재료] 들기름 1+1/2스푼, 소금 약간, 후춧가루 약간, 검은깨 약간

● 조리순서Steps ●

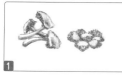

1 느타리버섯은 적당한 크기로 찢고 브로콜리는 먹기 좋은 크기로 자른다.

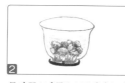

2 물이 끓으면 굵은소금 약간을 넣고 손질된 브로콜리를 넣어 살짝만 데쳐 흐르는 찬물에 헹궈 물기를 제거해준다.

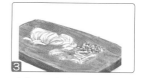

3 양파는 굵게 채 썰고 대파 송송 썰고 홍고추는 씨 빼고 채 썰어 준비한다.

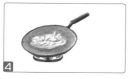

4 달군 팬에 (중불) 들기름 1스푼넣고 양파를 살짝 볶는다.

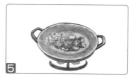

5 느타리버섯 넣고 볶다가 데친 브로콜리를 넣고 약간의 소금을 넣어 간을 맞춘다.

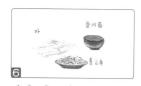

6 파, 홍고추, 들기름1스푼 넣고 한 번 볶아주면 완성된다.
검은깨 솔솔 뿌려 먹는다.

Tips

느타리버섯은 콜레스테롤 등 지방의 흡수를 방해하여 비만을 예방해주고 특히 양파와 궁합이 좋다.

브로콜리란 무엇인가?

and Answer 생브로콜리 100g에는 단백질 11g과 비타민C가 레몬보다 3배나 많다. 그래서 미국 시사주간지 타임이 선정한 10대 슈퍼푸드 중 하나로, 식이섬유가 풍부해 다이어트에도 효과적이다. 브로콜리 성분 중 하나인 설포라판은 항산화제로 전환돼 산화 스트레스 감소, 콜레스테롤 저하, 혈당 저하, 만성질환 개선 등의 효과가 있다고 한다. 이밖에 브로콜리는 채소 중 단백질 함량이 매우 높아 채소를 섭취하면 몸에 단백질을 충분히 공급할 수 있다. 브로콜리에 들어있는 설포라판은 다른 야채에 비해 단백질이 매우 많아 근육과 체중을 단련하는 사람들에게 식물성 단백질을 공급한다.

브로콜리는 다이어트에도 매우 효과적이다. 브로콜리에 함유된 식이섬유는 유익한 세균의 수를 늘리고, 배변 촉진, 변비 예방, 붓기 완화, 이뇨제 역할을 한다.

브로콜리의 설포라판 성분은 최근 식품에서 항종양제로 인식되고 있는 성분 중 하나이다. 따라서 기미, 주근깨, 피부 노화 등을 예방해 노화 예방에 효과적이다. 연구에 따르면, 브로콜리는 항산화제가 풍부해서, 이 섬유소는 당뇨병 환자의 인슐린 저항성을 감소시켰다고 한다.

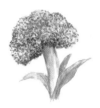

브로콜리

브로콜리 100g당 371.70μg 의 엽산이 함유되어 있다. 브로콜리는 엽산, 칼륨, 섬유질 등이 풍부한 식품으로 백혈구의 정상적 기능에 도움을 준다. 비타민C가 풍부하게 들어 있기 때문에 항산화작용으로 피부미용, 혈관건강, 면역력 증진에도 좋다.

엽산부족 우울증에서 벗어나는 가벼운 집밥

브로콜리 무침

●준비할 재료 ●

브로콜리 1개
식초 약간
굵은소금 약간

[양념재료]
참기름 1큰술 반
소금 3~4꼬집
통깨 약간

●조리순서Steps ●

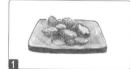

1 브로콜리는 줄기대로 하나씩 따서 준비해주고 하나씩 따준 브로콜리는 먹기 좋은 크기로 줄기체로 잘라준다.

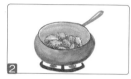

2 끓는 물에 식초와 굵은소금을 약간 넣고 1~2분 정도 삶아준다.

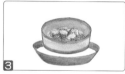

3 잘 데친 브로콜리는 찬물에 깨끗이 헹궈주고 물기가 어느 정도 빠질 때까지 채에 받쳐준다.

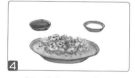

4 그 다음 데친 브로콜리를 넣고 참기름 1큰술 반 소금 3~4꼬집 넣어 조물조물 무쳐준다.

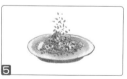

5 그리고 통깨 팍팍 뿌려주면 고소하면서도 짭짜름한 브로콜리무침이 완성된다.

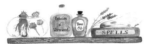

엽산부족 우울증에서 벗어나는 가벼운 집밥

콩나물오이냉채

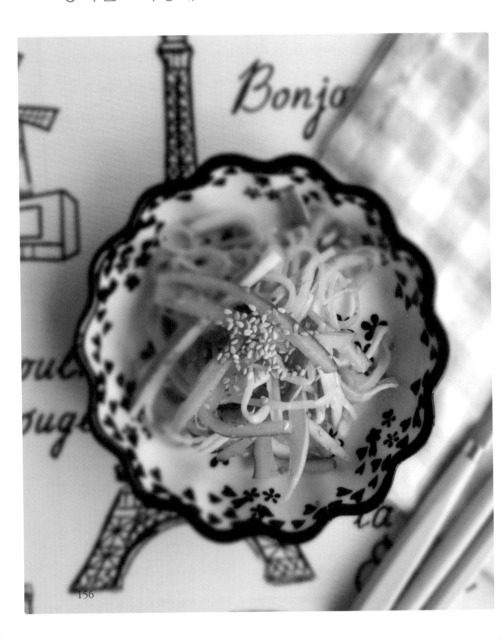

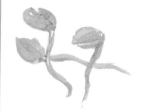

콩나물

콩나물 100g당 52μg 의 엽산이 함유되어 있다. 콩나물에는 엽산과 철분이 헤코글로빈의 생성을 촉진시켜 혈액순환을 원활하게 해주고 엽산자체는 빈혈과 영양결핍을 도와준다.

엽산부족 우울증에서 벗어나는 가벼운 집밥
콩나물오이냉채

●준비할 재료●

콩나물 200g
오이 1개
양파 50g
맛살 3줄

[양념재료]
식초 3스푼
레몬즙 1스푼
연겨자 1/3스푼
설탕 3스푼
소금 2꼬집
국간장 1스푼
참기름 1스푼

●조리순서 Steps●

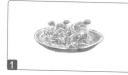

1

콩나물은 깨끗이 씻어 끓는 물에 소금 1스푼 넣어 1분정도 데쳐 찬물에 헹궈 물기를 뺀다.

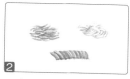

2

오이는 돌려깎기 해서 채 썰고 양파도 채 썰고 맛살도 오이 크기에 맞춰 결대로 채 썬다.

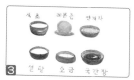

3

식초 3스푼, 레몬즙 1스푼, 연겨자 1/3스푼, 설탕 3스푼, 소금 2꼬집, 국간장 1스푼, 참기름1스푼 넣어 소스를 만들면서 기호에 맞게 신맛, 단맛, 짠맛을 조절을 한다.

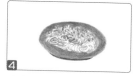

4

볼에 콩나물, 오이, 맛살, 양파 넣고 소스를 부어 가볍게 털어가며 무쳐 그릇에 담고 깨를 솔솔 뿌려주면 완성된다.

Tips

입맛이 없을때, 다이어트 할때 좋은 샐러드로 새콤달콤한게 너무 맛있다.
콩나물에서 나오는 아스파라간산은 알코올을 분해하기 때문에 숙취해소에도 좋고 면역력을 향상시켜준다.

검은콩을 먹어야 하는 이유는?

FDA(미국식품의약국)에서는 하루 평균 콩 단백질 25 g을 섭취하면 심장순환계 질환을 효과적으로 예방할 수 있다는 문구를 두유나 두부와 같은 제품에 표기할 수 있도록 허용했을 정도다.

콩 속에는 식물성 단백질과 불포화지방산이 풍부하다. 특히 약콩, 서리태 등으로 불리는 검은 콩 껍질에는 황색 콩 껍질에서 발견되지 않는 글리시테인이라고 하는 특수한 항암물질이 g당 500u 이상이 들어 있다. 특히 유방암, 난소암, 전립샘암, 심장병, 골다공증 등을 예방하는 데 탁월하다. 여성 호르몬 에스트로겐과 유사한 식물성 에스트로겐이 들어 있어 유방암 위험을 감소시킨다. 또 에스트로겐 과다 분비로 생길 수 있는 유방암, 난소암을 예방하는 효과가 있다.

폐암, 직장암, 결장암 예방에도 효과가 있고 인슐린이 발견되기 이전인 1,900년대 초 콩이 당뇨에 효과적이란 사실을 이미 알았다. 검은 콩에는 혈관을 확장시켜 혈압을 낮춰주는 비타민E와 칼륨, 혈관근육을 부드럽게 해 주는 칼슘이 풍부하다. 비타민B12와 엽산, 베타카로틴, 육류의 4배나 되는 유기철 등이 있다. 의사들이 고혈압 환자에게 검은 콩을 권하는 이유다. 항안드로겐 복용으로 오는 성기능 부작용을 막아주며 모발의 성장 필수 성분인 시스테인은 탈모방지 효과가 있다.

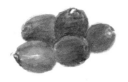

검은콩

검은콩 100g당 127㎍의 엽산이 함유되어 있다. 검은 콩에 이소플라본이 함유되어 있어 여성의 갱년기증상 완화에 도움을 주고 있으며, 렛틴과 안토시아닌이 많이 들어 있어 뇌 건강에도 매우 좋다.

엽산부족 우울증에서 벗어나는 가벼운 집밥

식약처에서 권장하는 쇠고기와 검은콩 요리

●준비할 재료●

갈은 소고기 50g
서리태 30g
셀러리 3g
양파 7.5g
청피망 4.5g
토마토 61.5g
베이컨 4.5g
현미 30g
닭육수 30g
물 40.5g
마늘다진것 0.8g
월계수잎 0.2g
건 타임 0.3g
후춧가루 0.2g
케이엔페퍼 0.2g

Tips

백발이나 탈모 증세에도 좋다. 검은 콩에 많이 함유된 아미노산 중 모발의 성장에 꼭 필요한 영양 성분인 아르니긴은 모발 성장을 촉진시켜 주는 나이트릭 아크사이드(Nitric Oxide)의 대사전구 물질이다.

●조리순서Steps●

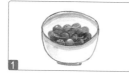

1 서리태를 2시간 정도 물에 불려둔다.

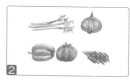

2 셀러리, 양파, 청피망, 토마토를 굵게 다지고 베이컨은 얇게 채썬다.

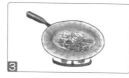

3 팬에 식용유를 두르고 다진 마늘을 넣어 볶아 향을 낸 뒤 다진 소고기를 넣어 볶는다.

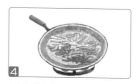

4 팬에 식용유를 두르고 베이컨, 양파, 셀러리, 토마토, 청피망 순으로 넣어 볶는다.

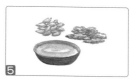

5 냄비에 현미, 볶은 소고기, 닭 육수를 넣어 현미가 반쯤 익도록 끓인다.

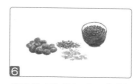

6 불린 서리태, 볶은 채소, 월계수잎, 타임, 케이엔페퍼를 넣고 현미와 서리태가 완전히 익도록 낮은 불에서 은근히 끓인다.

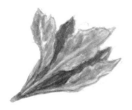

시금치

시금치 100g당 145.80㎍의 엽산이 함유되어 있으며, 베타카로틴까지 들어 있어 활성화산소를 제거해주는 작용을 하며 스트레스를 완화해주는 물질을 생성하여 마음을 진정시키는 역할도 해준다.

엽산부족 우울증에서 벗어나는 가벼운 집밥
시금치 파스타

● 준비할 재료 ●

스파게티면
100~150그램
마늘 6~7톨
다진마늘 1/2큰술
시금치 4~5뿌리
굴소스 1작은술
올리브오일 2큰술
소금 조금
후추 조금
굵은소금 조금

● 조리순서 Steps ●

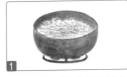

1 끓는 물에 스파게티 면과 굵은소금을 넣고 7~8분 정도 삶는다.

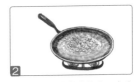

2 스파게티가 거의 삶아질 무렵 팬에 올리브오일을 두르고 편마늘과 다진마늘을 넣어 볶는다.

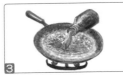

3 마늘이 노릇노릇 익으면 시금치와 굴소스를 넣고 볶는다.
굴소스 대신 맛간장을 넣어주어도 좋고 그냥 소금으로 간을 맞춰도 깔끔하다.

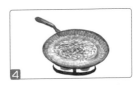

4 스파게티 면을 넣어 함께 볶아준다

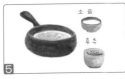

5 필요하면 면수 좀 추가하고 소금과 후추를 넣어 마무리 한다.

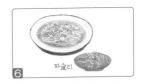

6 접시에 파스타를 담고 올리브오일을 두르고 파슬리가루를 뿌리면 완성된다.

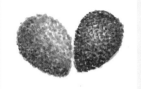

아보카드

아보카드 100g당 15μg의 엽산이 함유되어 있다. 아보카드는 슈퍼푸드로 불리는 과일 엽산 함유량이 매우 풍부한 식품이다. 아보카도에 함유되어 있는 엽산은 아미노산의 일종인 호모시스테인 수치를 낮춰 뇌신경손상 위험과 우울증 위험을 억제해주고 치매도 예방해준다.

엽산부족 우울증에서 벗어나는 가벼운 집밥

아보카도 브로콜리 샐러드

●준비할 재료●

브로콜리 5컵 (500g)
잘 익은 아보카드 1개
디종 머스터드 2숟갈
(40g)
육두구 3숟갈 (30g)
소금 1숟갈 (15g)
잘게 다진 파슬리 2줄
올리브 오일 2숟갈
(30㎖)
레몬즙 3숟갈 (45㎖)

●조리순서 Steps●

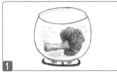

1 줄기를 포함한 브로콜리를 씻은 뒤 5분간 찐다. 본연의 녹색이 사라지지 않도록 주의해야 한다. 이 과정이 이번 레시피의 중요한 부분이다.

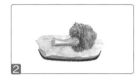

2 브로콜리를 찐 다음 따로 보관해 두면서 식힌다.

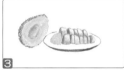

3 브로콜리를 식히는 동안 아보카도의 껍질을 벗기고 깍둑썰기를 한다. 얕은 접시나 샐러드 그릇에 담아 준다.

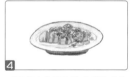

4 아보카도에 간을 하기 위해 파슬리, 소금, 흑후추를 넣고 약간의 올리브 오일을 뿌린다. 그릇에 따뜻한 브로콜리를 넣고 잘 섞어 준다.

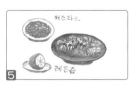

5 드레싱으로 머스터드와 소량의 레몬즙을 뿌리는 것으로 마무리한다.

Tips

아보카도에 함유되어 있는 엽산은 아미노산의 일종인 호모시스테인 수치를 낮춰 뇌신경손상 위험과 우울증 위험을 억제해주고 치매도 예방해준다.

엽산은 몸에서 어떤 역할을 하는 것일까?

●우울증을 개선해준다.

엽산은 신경전달물질인 뇌 화학물질의 생성을 도와주기 때문에 우울증 예방에 좋다. 즉 별다른 이유도 없이 기분이 저하되었을 때 엽산을 섭취하면 증상이 개선되면서 기분이 좋아진다.

●심혈관을 건강하게 지켜준다.

엽산은 비티만B6과 비타민B12와 함께 호모시스테인의 혈중농도를 낮춰 심혈관을 예방해준다. 호모시스테인 수치가 높아지면 혈관질환을 유발시키는 원인이 된다. 호모시스테인은 음식을 소화시킬 때 분비되는 단백질 찌꺼기로 퇴행성 뇌질환과 심혈관질 등과 관련이 있기 때문이다.

엽산을 세포분열을 왕성하게 도와 신진대사를 향상시켜 지방연소를 도와준다. 또한 체지방을 감소시켜주고 체중감량 때 발생하는 빈혈을 예방해주는 역할까지 한다.

●피로를 해소해준다.

엽산은 피부세포를 재생하는 효과가 있기 때문에 기미, 주름 등을 예방해주고 장 속의 환경을 개선하여 몸속의 독소나 노폐물을 체외로 배출시키는 작용으로 피부를 맑고 깨끗하게 유지해준다.

● 선천성 결손증을 예방해준다.

엽산은 비타민의 일종인 비타민B9이기 때문에 에너지 대사를 활성화시켜 피로를 해소해준다.

엽산은 태아의 뇌, 척수 등 중추신경계를 구축하는 신경관의 기형을 막아준다. 여성들이 임신 전과 임신초기에 체내 엽산이 부족하면 태아의 신경관 결손증과 태아 자폐증이 나타날 수 있다. 이밖에도 태아의 구개파열 같은 선천적 결손증이 나타날 수도 있다.

● 혈액 속의 적혈구를 생성해준다.

엽산은 비타민B12와 함께 적혈구를 생산하는데 반드시 필요한 영양소이다. 엽산이 결핍되면 적혈구를 생성하지 못해 빈혈증상이 나타나기 때문에 적절한 양을 섭취하고 보충해야 한다. 그리고 비타민B12와 함께 복용하면 노인성 황반변성이 예방된다.

엽산은 DNA를 정성적으로 합성해주는 역할을 한다. 따라서 엽산이 결핍되면 자궁세포에 문제가 생겨 암을 유발할 수도 있다. 엽산은 자궁내막을 보호해주기 때문에 부인과 질환을 예방하고 자궁을 건강하게 해준다.

꾸준하게 운동하는 습관을 만들어야 한다

무기력감에 빠진 우울증환자들은 움직이는 것 자체를 싫어한다. 그렇지만 운동을 습관화함으로써 뇌 건강에 많은 도움을 준다. 더구나 우울증과 관련된 유산소운동 효능에 대한 많은 논문들이 발표되기도 했다. 영국에서는 가벼운 우울증환자들에게 개선의 방법으로 운동요법을 처방하고 있다. 단순하고 가벼운 운동일지라도 뇌 건강에 도움이 되는데, 이보다 강한 뛰는 수준의 유산소운동은 뇌세포의 복구나 생성 유발 인자를 생산한다.

다시 말해 우울증이 생기면 뇌 가운데 전두엽과 해마가 크게 손상된다. 전두엽과 해마는 평생 동안 새로운 뇌세포를 생산하는 곳이다. 어쨌든 손상된 전두엽과 해마는 강한 유산소운동으로 복구될 수 있다. 또한 우울증환자는 뇌신경전달물질의 조절에 문제가 나타나는데, 강한 유산소운동은 신경전달물질 대사전반을 높여준다. 그리고 남성호르몬 분비량이 크게 늘어나면서 행복감과 즐거움을 느끼게 하고 성격까지 쾌활해진다. 그렇다면 어느 정도로 운동을 해야만 할까? 유산소 운동은 긴 시간 동은 강하게 하면 할수록 뇌에 많은 도움이 된다. 예를 들면 10분보단 30분, 30분보단 50분이 효과가 더 좋다는 것이다. 그렇다고 무리한 운동은 우울증 환자에겐 좋지 않기 때문에 적절한 시간을 정해야 한다. 우울증 환자들에게 분노, 우울함, 절망, 좌절, 긴장 등으로 인해 신체가 긴장되는 경우가 흔하게 나타난다. 예를 들면 신체의 부분 부분이 뭉쳐지거나 결리며, 움츠려들거나 뻣뻣하게 굳어지며, 긴장된 근육으로 호흡까지 불안정해지거나 거칠어진다. 이런 신체적 반응으로 환자의 정신적 스트레스가 더더욱 심해진다. 한마디로 신체의 움직임이 불편하기 때문에 마음 또한 불편해질 수밖에 없다. 이것을 의학적으로 교감신경계가 과활성화 되어 있다는 것이다. 따라서 이를 극복하기 위해서는 신체의 긴장감을 풀어주는 요가, 스트레칭, 마사지, 목욕 등이 좋다. 이렇게 신체적 긴장감을 풀어주면 정신적 긴장과 스트레스-우울증을 개선하고 완화하는데 많은 도움이 된다. 한마디로 신체가 편하면 마음도 풀어지면서 기분도 좋아지는 것이다.

 우울증환자에게 적절한 운동 시기는 약물치료로 우울증 삽화(어떤 사람이 우울증상이나 조증을 일정기간 동안 경험할 때 나타나는 기분장애)에서 약간 벗어난 후 상태가 조금 좋아졌을 때이다. 그리고 운동을 취미로 시작해 꾸준히 할 수 있도록 습관화시켜야 한다. 왜냐하면 우울증환자는 어떤 일이든 꾸준하게 진행할 수 없는 심각한 문제가 있기 때문이다. 따라서 의지력만으로 유산소 운동을 밀어붙이는 것보다 부담없이 즐거운 마음으로 수행하는 것이 가장 좋다. 그래서 처음 시작할 때는 흥미를 가질 수 있는 가벼운 운동부터 시작하면서 습관화시켜나가면 된다.

예를 들어 우울증이 있는 사람이 쇼핑을 좋아한다면 대형 백화점을 방문해 아이쇼핑으로 2~3시간씩 다니는 것을 습관화해도 도움이 된다. 구수한 빵을 먹으면 기분이 좋아진다면 유명 빵집을 투어해도 된다. 이것은 걷는 습관을 기르기 위해 일상생활에서 접목할 수 있는 좋은 방법이 될 것이다. 이밖에 TV를 시청하면서 스트레칭을 하거나 요가를 배워 시간이 허락될 때만다 한 동작씩 꾸준히 해보는 것 등을 습관화시킨다면 우울증을 개선하는데 많은 도움이 된다. 다시 말해 마음이 편하고 재미있고 흥미를 끌 수 있는 운동을 선택하면 된다.

비타민D가 부족했을 때
오는 우울증

" 비타민D 부족의 결핍에서 오는 우울증의 증상은 햇볕에 노출되는 시간이 짧아서 겨울부터 봄까지 기분이 저하되고 골밀도가 낮아지는 사람에게서 나타나는 유형이다. "

비타민D가 부족했을 때 오는 우울증

비타민D 부족의 결핍에서 오는 우울증의 증상은 햇볕에 노출되는 시간이 짧아서 겨울부터 봄까지 기분이 저하되고 골밀도가 낮아지는 사람에게서 나타나는 유형이다.

● 하루에 필요한 기본 섭취량

· 18세 미만 = 5~6μg

· 18세 이상 = 5.5μg

· 햇볕을 쬐지 않는 사람은 15μg 이상

● 햇볕으로 체내에서 합성되는 비타민D

하루 15분정도 신체 일부분을 햇볕에 노출시켜준다. 즉 손바닥만으로도 하루에 필요한 비타민D를 충분하게 흡수할 수 있다.

햇볕을 쬐기 어려운 직장인들은 비타민D가 풍부하게 함유되어 있는 식품을 섭취해도 충분하게 보충할 수 있다.

비타민D는 뼈와 치아의 재료인 칼슘과 인의 흡수를 도와주고 칼슘이 뼈에 침착하는 것을 도와준다. 따라서 비타민D는 뼈를 튼튼하게 해주고 치아를 형성하는데 반드시 필요한 영양소이기 때문에 골다공증 예방에 많은 도움을 준다.

특히 혈액 속에서 칼슘농도가 어느 정도 유지되도록 관리해주고 있는데, 만약 농도가 짙어지면 소장으로 흡수되도록 촉진시켜주고 농도가 얕을 경우엔 뼈에서 칼슘을 녹여 채워주는 역할 한다.

이밖에 비타민D는 뇌에서도 항산화작용 또는 신경을 보호해주고 있으며 세포증식을 관리하고 뇌가 스트레스를 받지 않도록 지켜준다.

●비타민D의 보충은 음식보다 햇볕을 쬐자

비타민D는 보편적으로 뼈를 생성하는 것으로 많이 알려져 왔지만, 최근 들어 유전자 발현조정이 주된 역할이라고 많은 학자들은 밝히고 있다. 비타민D는 세포증식과 면역 및 혈당을 관리하고 발암성물질까지 억제해주는 역할도 한다. 또한 뇌가 스트레스를 받지 못하도록 방어해주는 것도 비타민D이다. 따라서 비타민D의 부족을 채워주기 위해서는 식품이나 주사제도 좋지만, 매일 햇볕을 적당하게 쬔다면 충분하게 해결된다. 그렇지만 햇볕을 쬘 수 없는 구조인 사무실도 실내, 자가용이나 버스, 전철 등도 실내이기 때문에 햇볕과 직접적인 접촉이 어렵다. 어떤 사람들은 햇볕에 많이 노출되면 '피부암이 생긴다' 라며 UV차단을 하는 경우도 있다. 하지만 햇볕을 쬐어 피부암이 발생할 위험률보다 햇볕을 쬐지 않아 우울증에 걸리는 확률이 훨씬 더 높다. 비타민D를 음식만으로 섭취하는 것도 좋겠지만, 바깥에서 햇볕으로 비타민D를 충전하는 것도 좋다.

●비타민D의 섭취방법

음식으로부터 체내로 흡수하거나 햇볕을 쬐어 보충하면 된다.

활성화 비타민D는 체내에서 기능성단백질 활동을 강력하게 도와주는 역할을 하는데, 이 역할로 신체의 구석구석까지 다양한 작용을 일으키게 해준다.

· 칼슘흡수를 촉진시켜준다.

· 뼈의 형성을 도와준다.

· 혈액 속의 칼슘농도를 일정하게 관리해준다.

· 유전자 발현과도 연관된다.

· 면역력을 적절하게 제어해준다.

· 체내에서 발암을 억제해준다.

· 산화스트레스로부터 뇌세포를 방어해준다.

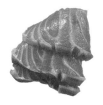

연어

연어 100g당 23μg의 비타민D가 들어 있으며, 한 번에 연어 100g을 섭취하면 하루 필요량을 충족해준다.

비타민D 부족 우울증에서 벗어나는 가벼운 집밥

연어회덮밥

●준비할 재료 ●

연어 200g
새싹채소 2줌
밥 2공기

[양념재료]
고추장 1스푼
식초 2스푼
매실액 1스푼
올리고당 1스푼
생강가루 1꼬집
참기름 1스푼
통깨 1/2스푼

● 조리순서 Steps ●

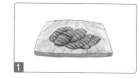

연어는 먹기좋은 크기로 썰어놓는다.

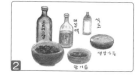

초고추장을 만든다.
(고추장1, 식초2, 매실액1, 올리고당1, 생강가루 한꼬집, 참기름 1스푼을 섞어서 준비해둔다.)

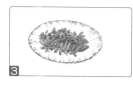

밥을 그릇에 담고 새싹채소를 담고, 연어를 올리고, 초고추장을 올린 후 통깨를 뿌려주면 완성이다.

Tips

연어 대신 참치나 다른 회를 올려도 좋다.
채소는 양상추나 양배추, 깻잎도 넣어주면 더 좋다.

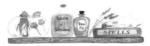

비타민D 부족 우울증에서 벗어나는 가벼운 집밥

표고버섯덧밥

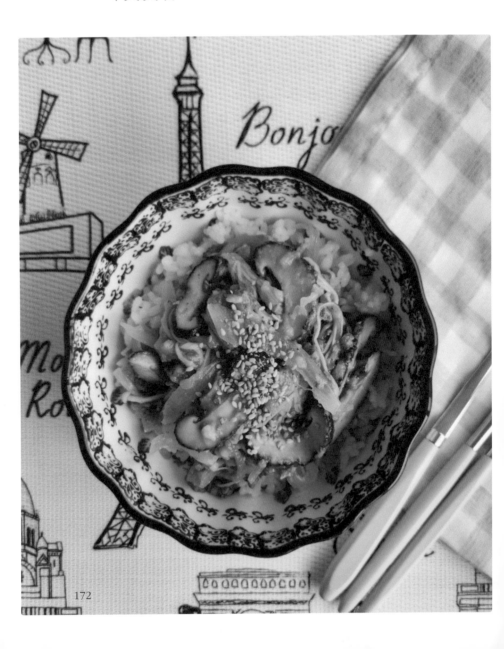

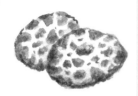

버섯류

에르고스테롤은 자외선을 쬐면 에르고칼시페롤(ergocalciferol, 식물성 비타민D)로 변환되는 것으로 알려졌다. 버섯 5종(새송이·느타리·팽이·양송이·표고) 중에서 에르고칼시페롤(76㎍/g)이 가장 많이 나온 것도 표고버섯이였다.

표고버섯덧밥

●준비할 재료 ●

생표고버섯 8개, 팽이버섯 1봉지, 소고기 다짐육 1컵, 양파1/2개, 당근1/4개, 둥근호박1/3개, 대파1대, 멸치육수물2컵
[소고기 다짐육 밑간 양념]진간장1스푼, 청주나 맛술 1스푼, 다진마늘1스푼, 후추가루 1반스푼
굴소스 1스푼, 진간장1스푼, 참기름 1스푼, 소금, 후추 조금씩 물녹말- 물3스푼+녹말가루3스푼(전분가루 가능)

● 조리순서ISteps ●

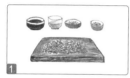

1
쇠고기다짐육 밑간해 주기
진간장 1스푼.청주나 맛술 1스푼.다진마늘 1스푼.후추가루 1스푼.

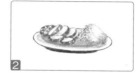

2
표고 꼭지 흙 묻은 부분만 잘라내고 납작하게 썰고 팽이버섯은 밑둥을 잘라내고 적당한 가닥으로 떼어 준비한다.

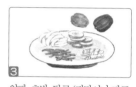

3
양파, 호박, 당근 (피망이나 파프리카), 대파를 채 썰어 준비한다.

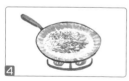

4
달군 넓은 팬에 올리브유를 조금 두르고 센불에서 소고기 다짐육을 달달 볶아 주다가 준비 한 버섯과 양파, 호박, 당근 등 야채를 넣고 살짝 숨이 죽을 정도로 볶아준다.

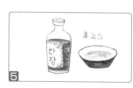

5
숨이 살짝 죽으면 굴소스 1큰술과 진간장 1큰술을 넣어 간이 배이게 뒤적여 준다.

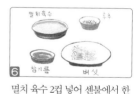

6
멸치 육수 2컵 넣어 센불에서 한소끔 보글보글 끓여 준다.
한소끔 끓인 후 중불에서 미리 개어 둔 물녹말(전분가루 가능)을 저어 넣어 농도를 맞추어 준후 팽이버섯과 썰어둔 대파를 넣어 섞어 주고 마지막에 참기름과 후추, 간이 싱거우면 소금을 넣어 마무리 하고 불을 끈다.

7 접시에 따끈한 밥을 담고 완성된 표고버섯덧밥을 올려 통깨를 뿌리면 된다.

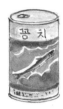

꽁치

꽁치 100g당 12.0㎍, 통조림은 11.0㎍의 비타민D가 함유되어 있다. DHA나 EPA는 등푸른생선에 함유된 생선 특유의 지방산으로 혈액을 원활하게 해주는 성분이다. 효과를 기대한다면 생으로 먹는 것이 좋다.

비타민D 부족 우울증에서 벗어나는 가벼운 집밥

백종원 꽁치조림

●준비할 재료 ●

꽁치통조림 1캔
꽈리꼬추(마늘쫑) 1
봉지
빨간고추 1개
생강 1톨

[양념 재료]
설탕 2스푼
간장 1/3컵
물 1/3컵
맛술(미림) 1/3컵
식용유 약간

●조리순서Steps ●

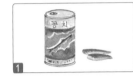

1 꽁치 통조림을 준비한다.

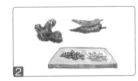

2 생강은 편 썰기 하고 나머지 고 추들도 어슷썰기 한다.

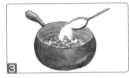

3 먼저 생강을 깔고 설탕 2스푼을 넣어준다.

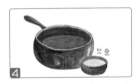

4 그다음 간장과 물과 맛술을 똑같 은 비율로 넣는다.
(방송에는 1/3 컵이라고 나왔다.)

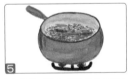

5 이제 통조림 속에 꽁치넣고 보글 보글 고추도 올려주고 중간불에 졸이기만 하면 끝이다.

Tips

전갱이는 열량도 낮기 때문에 채소를 듬뿍 곁들여 양을 늘 려도 1인분에 188kcal이다.

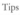 174

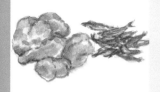

잔멸치(지리멸치 또는 세멸치)

잔멸치 12g에 18세 이상 하루 필요한 비타민D의 양인 5.5㎍ 이 함유되어 있다.

비타민D 부족 우울증에서 벗어나는 가벼운 집밥

호두멸치볶음

● 준비할 재료 ●

잔멸치 150g
호두 적당량
통깨 조금

[양념재료]
참기름 1스푼
다진마늘 1스푼
간장 2스푼
물 100ml
맛술 2스푼
청주 2스푼
올리고당 2스푼
물엿

● 조리순서(Steps) ●

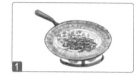

다진마늘 1스푼정도를 달군팬에 기름을 두른 후에 넣고 볶은 후에 마늘향이 올라오면 잔멸치를 넣고 볶아준다.

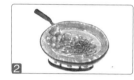

색이 노르스름하게 변하면 호두를 넣고 고소한 향이 올라올 때까지 잘 볶아줘야 한다. 약 5분정도 중불에서 볶아주다가 양념을 넣고 다시 볶아준다.

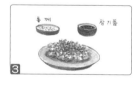

양념은 간장 2스푼, 물 100ml, 맛술 2스푼, 청주 2스푼, 올리고당 2스푼, 물엿 1스푼

4 양념을 넣고 볶아준 후에 마지막엔 참기름 1스푼과 통깨 조금 뿌려주고 버무려주면 완성이다.

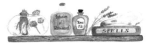

비타민D 부족 우울증에서 벗어나는 가벼운 집밥

느타리버섯달걀덮밥

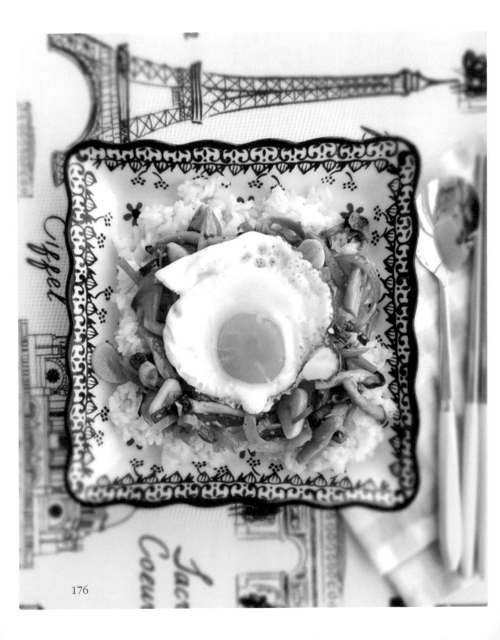

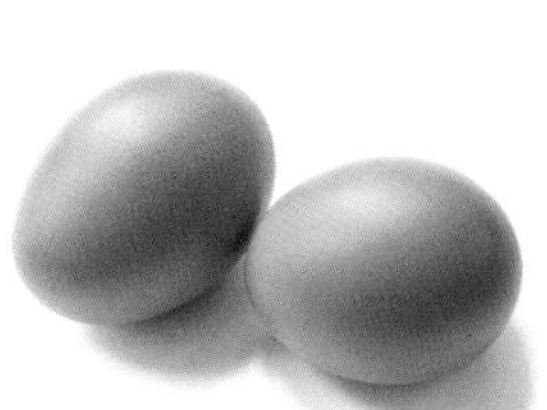

달걀노른자

달걀노른자 1개(20g)당 1.2㎍의 비타민D가 들어 있으며, 달걀 1개당 단백질, 철분, 아연 등이 골고루 들어 있다.

느타리버섯달걀덮밥

●준비할 재료●

밥 1.5공기, 느타리버섯 2줌, 양파 1/2개, 당근 1/4개, 달걀 1개, 청양고추 1개, 마늘 4-5쪽, 파 약간, 식용유 1-2스푼, 굵은 소금 0.5스푼, 물 1/2컵, 간장 2스푼

●조리순서Steps●

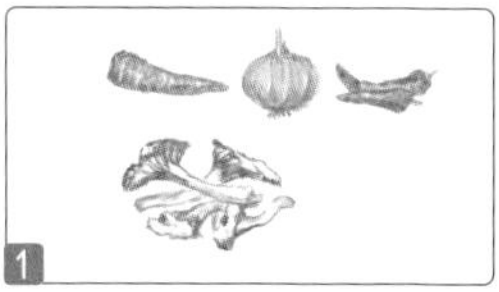

1

당근, 양파, 청양고추는 먹기 좋은 크기로 썰고 마늘은 편 썰어서 준비해준다. 느타리버섯은 먹기 좋게 찢어서 준비해준다.

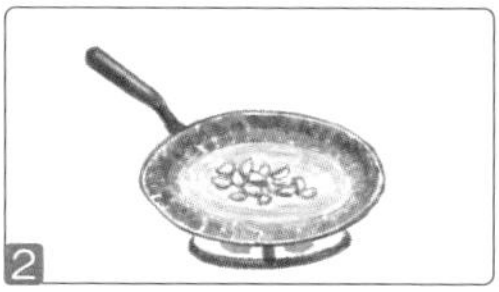

2

팬에 식용유 1~2스푼를 두르고 약불에서 약 1~2분간 마늘을 볶아 마늘 향을 내준다.

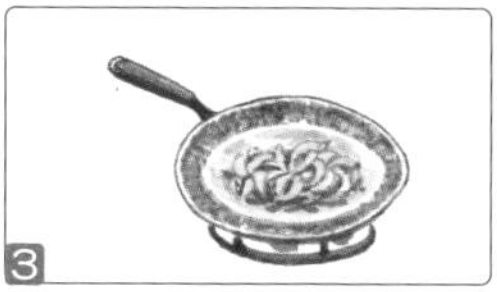

3

당근, 양파를 넣어 약 1~2분간 볶아준다.

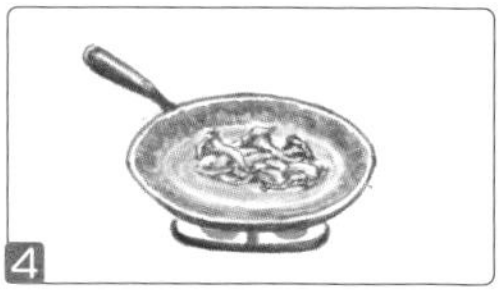

4

느타리버섯과 굵은 소금 0.5스푼를 넣고 센 불로 올려 약 1분간 볶아준다.

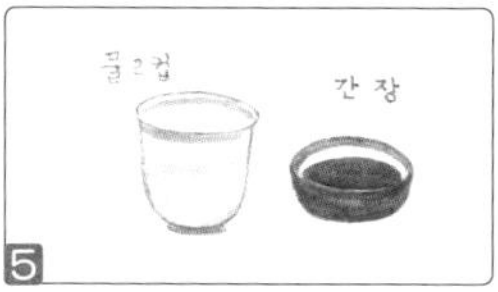

5

그 다음 물 1/2컵, 간장 2스푼를 넣어 센불에서 끓여준다.

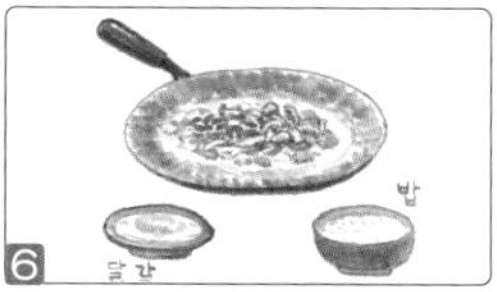

6

끓어오르면 청양고추, 송송 썬 파, 후추 톡톡해서 잘 섞어준다. 간 보고 싱거우면 소금 조금 추가해준다.
달걀을 취향에 맞게 익혀주시면 완성이다.

Tips

굴소스를 좋아하면 간장 1스푼, 굴소스 1스푼를 넣어도 좋다.

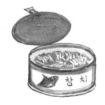

참치 통조림

참치 통조림(70g)은 2.1㎍의 비타민D가 들어 있으며, 가벼운 요리를 사용하면 단백질과 비타민B12를 동시에 섭취할 수 있다.

비타민D 부족 우울증에서 벗어나는 가벼운 집밥

참치 다시마채 볶음

● 준비할 재료 ●

다시마채 천원분량
캔 참치(小) 1개
다진 마늘 1큰술
식용유 1~2큰술

[양념재료]
설탕 1큰술
간장 3~4큰술
올리고당 2큰술
참기름 1큰술
깨소금 약간

● 조리순서 Steps ●

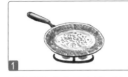

1 기름 두른 팬에 다진 마늘이 노릇해질 때까지 볶다가 약불에서 요리 한다.

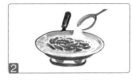

2 마늘 향이 느껴질 때 다시마채와 설탕 1큰술을 넣고 같이 볶는다.

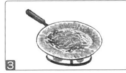

3 설탕이 녹으면 기름을 뺀 캔 참치를 넣고

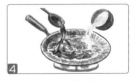

4 간장 3~4큰술, 올리고당 2큰술을 넣고 볶는다.

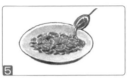

5 마지막으로 참기름 1큰술을 넣고 골고루 섞이도록 볶은 후 깨소금 뿌려 먹으면 된다.

비타민D는 몸에서 어떤 역활을 할까?

● 우울증을 예방해준다.

체내에서 비타민D가 부족해지면 뇌에서 분비되는 세로토닌 같은 물질의 수치가 감소되면서 우울증이 유발될 가능성이 높다. 따라서 비타민D는 뇌기능을 유지해주고 촉진시켜주는 역할을 한다. 다시 말해 오인들의 인지기능 유지에 도움이 된다.

● 면역력을 강화시켜준다.

면역체계를 강화시켜 감염과 염증을 예방해준다. 비타민D가 부족하면 감기나 독감이나 폐렴 등 호흡기질환을 유발시킨다.

● 심혈관을 개선에 도움은 준다.

고혈압, 당뇨, 심근경색 등의 심혈관 질환 예방을 도와준다. 즉 혈관 안 세포들의 기능을 개선해주고 염증반응을 억제해주기도 한다.

● 비타민D의 흡수율은 기름과 함께 섭취해야 한다.

비타민D는 수용성 비타민C나 비타민B군과는 달리 물로 씻거나 가열해도 파괴되지 않는 지용성 비타민이다. 따라서 비타민D는 기름에 잘 녹기 때문에 기름과 함께 먹으면 체내흡수율이 매우 높다. 즉 비타민D가 풍부한 식품을 기름에 볶아 섭취하면 된다. 예를 들면 올리브유, 소금, 식초 등으로 만든 드레싱에 식품을 무쳐서 먹으면 좋다.

●칼슘흡수를 촉진시켜준다.

소화기관에서 칼슘흡수를 도와주고 또한 뼈 조직 안에서 칼슘을 흡수하고 결합하는 역할을 한다. 즉 혈중 칼슘과 인의 농도를 짙게 만들어 뼈의 무기질 침착을 조성해 골밀도를 유지시켜준다. 칼슘이 부족하면 골다공증이 나타날 수도 있다.

●뇌기능 개선을 도와준다.

인지기능을 유지해주고 뇌 건강개선에 도움은 준다. 비타민D가 부족해지면 우울증, 불안초조를 비롯해 인지기능이 떨어진다. 또한 뇌의 노화로 알츠하이머를 유발시킬 수도 있다.

●근육을 건강하게 지켜준다.

근육을 더더욱 건강하게 만들어 근력과 근육의 기능을 높여준다. 다시 말해 근육섬유에서 칼슘과 인을 흡수시켜 근육섬유의 구조와 기능에 도움을 준다. 과잉섭취는 오히려 근육에 좋지 않기 때문에 적절한 양만 섭취해야 한다.

꾸준하게 명상을 해보자

명상은 일반인들에게도 심리적 안정과 정신적 건강에 매우 좋다. 다시 말해 뇌를 건강하게 해준다. 명상으로 뇌건강과 신체를 건강하게 해준다고 발표한 논문들이 많다. 한마디로 명상은 인지기능 향상, 정서안정, 스트레스 상황에 대한 저항력과 회복력 등을 비롯해 신체건강에 좋은 효과를 거둘 수 있다.

더구나 명상은 우울증 치유에도 많은 효과가 있음이 알려지고 있다. 연구논문에서 우울증 삽화가 반복적으로 이어져 만성우울증으로 악화된 상태에서 명상은 상당한 효과를 나타냈다고 발표했다. 존 카밧진 박사가 불교의 위빳사나 명상을 근거로 다양한 명상법을 약식으로 간소화시킨 것을 알려준 다음, 이 가운데 흥미가 있는 것을 선택하게 하여 명상법을 계속하는 프로그램이다. 명상은 우울증환자의 치유에 실제적 효과가 있다. 특히 반복적인 재발로 만성화된 우울증환자에게 명상치료법은 재발방지에 많은 도움이 된다.

하지만 우울증 치료를 위해 명상치료를 전적으로 믿어서는 곤란하다. 명상이라 함은 정신의 본질적 뿌리까지 변화시키기 위해 고안된 훈련시스템이라 할 수 있다. 다시 말해 정신에 깊은 영향을 미치기 때문에 수행을 잘못한다면 정신적으로 심각한 부작용이 나타날 수가 있다. 그래서 수행을 올바르게 한 사람에게 제대로 배워야만 한다.

앞에서도 언급했지만 명상은 뇌건강과 정신건강에 매우 효과적이다. 즉 전두엽과 해마를 집중적으로 훈련하여 뇌의 물리적 화학적 구조에 영향을 미치기 때문이다. 따라서 인지기능이 향상되고 기억력까지 좋아지며 정신 역시 맑아진다. 또 신경전달물질대사도 개선되고 스트레스를 쉽게 극복할 수 있다. 예를 들면 항상 우울하고 불안한 상태에서 명상을 꾸준히 하게 되면 마음이 평안해지고 행복한 기분으로 바뀌게 된다. 여기에는 적절한 명상법을 올바른 방법으로 꾸준히 수행해야한다는 전제조건이 따른다.

특히 우울증환자들은 약물치료와 심리적 치료로 일시적 효과는 보겠지만, 완치된 것이 아니기 때문에 일상생활에서 고통에 시달리는 경우가 많다. 왜냐하면 사고의 패턴이나 환자의 성격자체가 정신적, 육체적 고통을 유발하는 형식으로 구성되어 있기 때문이다. 그래서 주관적인 행복감과 안정감을 향상시키는데 명상요법이 반드시 필요한 것이다. 물론 바람이겠지만 명상을 평생 취미로 할 수만 있다면 우울증환자에겐 최고의 선물이 될 것이다.

철분이 부족했을 때 오는
우울증

> 철분 부족의 결핍에서 오는 우울증의 증상은 쉽게 피곤
> 에 시달리며 월경출혈 양이 많아지고 빈혈증상이 나타
> 나는 사람에게서 나타나는 유형이다.

철분이 부족했을 때 오는 우울증

철분 부족의 결핍에서 오는 우울증의 증상은 쉽게 피곤에 시달리며 월경출혈 양이 많아지고 빈혈증상이 나타나는 사람에게서 나타나는 유형이다.

●하루에 필요한 기본 철분 섭취량
- 남성 18세 미만 = 4.5~11.5mg(연령에 따라 증감에 차이가 있음)
- 18세 이상 = 7.3mg
- 여성 18세 미만(생리 있음) = 10.5~14mg(연령에 따라 차이가 있음)
- 생리 없음 = 4.4~10.0mg(연령에 따라 증감에 차이가 있음)
- 18세 이상 생리 있음 = 10.5mg
- 생리 없음 = 6.3mg

철분은 혈액중 적혈구에 들어있는 헤모글로빈의 주성분이다. 철분은 폐로 유입된 산소를 몸 전체로 보내고 이산화탄소를 폐로 되돌려 보내는 역할을 한다. 또한 근육에 들어있는 산소를 근육 속으로 보내주는 미오글로빈의 재료이다. 이밖에 사람의 생명유지에 꼭 필요한 다양한 효소의 운동을 도와주는 작용도 하기 때문에 신경전달물질인 도파민의 활동과 에너지 생산에도 관계가 있다.

● 철분이 부족해지면 신경증상에 문제가 나타난다.

철분은 몸 전체의 세포와 세포조직에 산소를 공급하여 빈혈을 예방해주고 뇌신경전달물질의 합성에도 꼭 필요한 영양소이다. 철분이 부족해지면 신경증상에 문제가 나타난다. 여성들 대부분은 월경과 출산에서 다량의 혈액을 잃게 되면서 철분부족현상이 나타나지만 보충하지 않는 경우가 많다. 이런 경우라도 건강진단을 하면 빈혈증상이 나타나지 않는데, 정밀진단을 하게 되면 철분결핍이 나타난다. 특히 임신 중인 모든 여성들은 철분이 부족하기 때문에 반드시 보충해야만 한다. 철분이 부족하게 되면 태아도 철분부족으로 태어나기 때문에 성장이 늦어질 가능성이 많기 때문에 임신 중에는 식사나 보조식품 등으로 부족한 철분을 보충해야만 한다. 만약 손톱이 물렁해지고 잘 깨지며, 손톱 밑에 보이는 아치모양도 없고 손톱 전체가 하얗게 되면서 광택이 없다면 철분부족을 의심해봐야 한다.

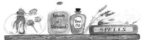

철분부족 우울증에서 벗어나는 가벼운 집밥

바지락 미역국

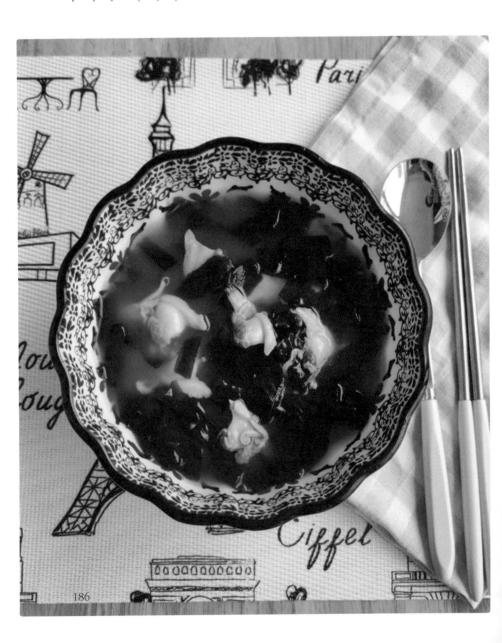

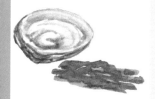

바지락

바지락 30g당 11㎎의 철분이 들어있으며, 비타민C가 풍부한 토마토와 함께 섭취하면 철분 흡수율이 높아진다. 이밖에 아연과 비타민B12도 풍부하게 들어 있다.

바지락 미역국

●준비할 재료 ●

건미역 2큰술, 바지락 300g, 물 1.5L, 소금 조금, 들기름 또는 참기름 2큰술, 굵은소금

●조리순서(Steps) ●

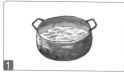

1 자른 미역은 물에 담가서 불려준다. 물 1.5L 냄비에 붓고 끓여준다.

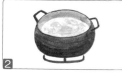

2 해감한 바지락(여기에서는 바지락 조갯살 사용)을 넣고 삶아준다.

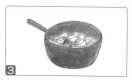

3 하얀 거품이 뜨면 걷어 내준다. 껍질이 하나둘 입을 벌리기 시작하고 조갯살이 보이기 시작한다.

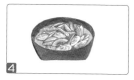

4 불을 끄고 조개는 건져내 준다.

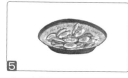

5 삶은 껍질과 살을 따로 분리해준다. 조갯살은 국 끓일 때 마지막에 넣는다. (처음부터 넣고 오래 끓이면 질겨진다)

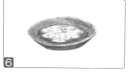

6 불려놓은 미역은 물에 한번 헹군 후 물기를 꾹 짜준다.

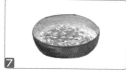

7 들기름 또는 참기름 2큰술을 넣고 불린 미역을 살짝 볶아준다.

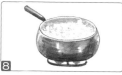

8 끓여둔 육수를 바지락 육수를 부어준다. 센 불에서 10분 정도 팔팔 끓여준다. (싱거울 때는 소금으로 간해준다.)

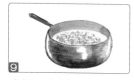

9 발라놓은 바지락 살을 넣고 한소끔 끓어오르면 바지락 미역국이 완성된다.

Tips 조개가 잠길 정도의 넉넉하게 물을 붓고 굵은소금 1큰술 정도 넣고 풀어 준 뒤 검은 비닐을 씌워 빛이 들어오지 않는 곳에 반나절 가량 그대로 둔다.

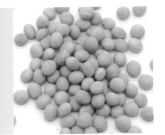

콩비지

100g당 4.9㎎의 철분이 함유되어 있는데 섭취하면 단백질도 섭취할 수가 있다.

철분부족 우울증에서 벗어나는 가벼운 집밥
콩비지찌개

● 준비할 재료 ●

콩비지 300g
배추김치 1컵
다진마늘 1큰술
썬파 1큰술
다진생강 1작은술
새우젓 1큰술
참기름 1바퀴
물 2컵

● 조리순서(Steps) ●

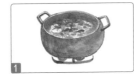

1 돼지고기 앞다리살과 김치를 참기름 한바퀴 두르고 볶아 준다.

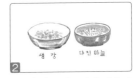

2 고기가 어느 정도 익게 되면 여기에 다진 생강, 다진 마늘을 넣어주고

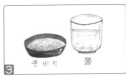

3 콩비지와 함께 물 2컵을 부어 준다.

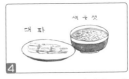

4 보글보글 끓어오르면 대파를 넣고 간은 새우젓으로 해주면 된다. 중약불에서 은근하게 저어가면서 끓여 준다.

Tips

새우젓으로 간을 하면 훨씬 더 담백하고 고소한 콩비지찌개가 된다.
비지는 식이섬유가 풍부하며 영양가도 높아 가격도 싸면서 저열량이다.

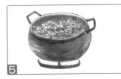

5 몽글몽글하게 끓어오르면서 점점 걸쭉한 상태가 되면 완성된 것이다. 간을 보시고 부족하면 새우젓을 더 넣어서 간을 맞춰주면 된다.

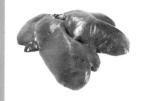

돼지 간

돼지 간에는 철분이 100g당 18.20㎎의 철분이 가장 많이 들어 있다. 궁합음식은 표고버섯의 비타민 D는 돼지간의 철분, 무기질, 칼슘 등의 흡수를 도와 체내 작용을 원활하도록 한다. 열량이 적어 다이어트에 적합하며 돼지간에는 철분, 비타민 B12 함량이 높아 빈혈에 도움이 된다.

돼지의 간은 흡수율이 높은 철분을 많이 함유하고 있는 영양가 높은 식재료이다. 시금치보다 5배나 많은 철분을 함유하고 있으며 빈혈예방에 좋다. 또한 비타민 B, C가 풍부하여 신진대사를 촉진하고 간기능을 원활하게 하여 간의 손상을 예방한다. 하지만 간에는 혈액의 잔존량이 많고 특유의 냄새가 나기 때문에 세심한 전처리가 필요하다. 간은 물이나 우유에 한동안 담가두면 잔존혈액과 냄새를 제거할 수 있다.

철분부족 우울증에서 벗어나는 가벼운 집밥
퍽퍽하지 않은 돼지간 볶음

● 준비할 재료 ●

돼지간 500g, 풋고추 200g, 집간장 50cc, 마늘 적당량, 생강 조금, 식용유

● 조리순서Steps ●

1 돼지간을 볶음을 할거라 50%만 익혀 건져내어 물에 재빨리 헹궈낸다.

2 채에 받쳐 물기 제거한다.

3 마늘은 편으로 썰고 풋고추는 어슷 썰어둔다.

4 간을 넣은 다음 집간장을 넣고 살짝 볶아준다.

5 시판 간장 사용하면 간장을 조금 줄이고 소금을 넣어줘야 색이 곱게 나온다.

6 퍽퍽하지 않고 단 맛이 나는 돼지간볶음이 완성된다.

Tips

빈혈에도 좋고 간에도 좋은 돼지
간을 얇게 썰어 끓는 물에 넣고 데
치면 퍽퍽하지 않고 단맛이 난다.

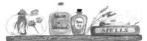

철분부족 우울증에서 벗어나는 가벼운 집밥

다시마채 무침

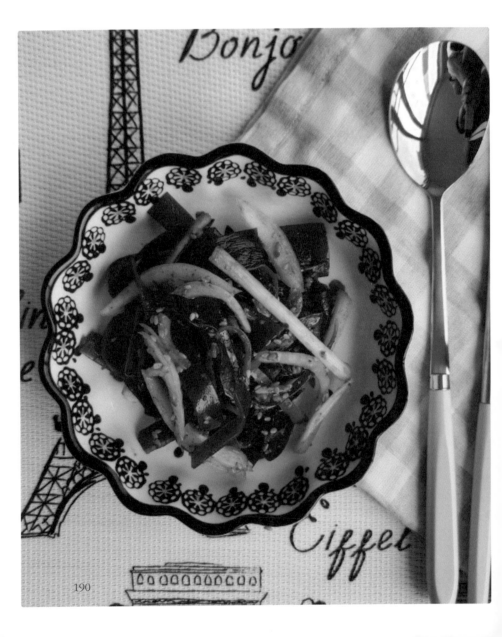

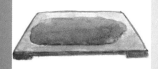

다시마

다시마 100g당 4.2㎎의 철분이 들어 있는데, **무침 양념을 대신**하여 사용하면 쉽게 철분을 섭취할 수 있다.

다시마채 무침

●준비할 재료 ●

다시마 200g, 쪽파 3줄, 홍고추 1개, 양파 1/4개
액젓 2, 매실청 1스푼, 설탕 1/2스푼, 고춧가루 1스푼, 식초 3스푼, 통깨 1스푼, 다진마늘 1/2스푼, 참기름 1스푼

●조리순서Steps ●

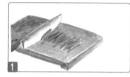

1

다시마를 먹기 좋게 채 썬다.

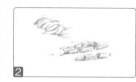

2

양파 1/4개를 얇게 채 썰고 쪽파 3줄을 다시마의 길이와 비슷하게 썰어 준비한다.

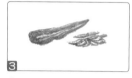

3

홍고추를 옆으로 길게 어슷썰기 한다.

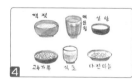

4

썰어놓은 다시마채와 양파, 홍고추, 쪽파위에 액젓 2, 매실청 1스푼, 설탕 1/2스푼, 고춧가루 1스푼, 식초 3스푼, 다진마늘 1/2스푼을 모두 넣는다.

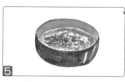

5

모든 재료를 조물조물 잘 버무려 준다.

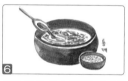

6

맛을 한 번 보고 부족한 간이나 맛을 더 보충해 준다.

7 간이 잘 맞으면 마지막으로 참기름과 통깨를 각 1스푼씩 뿌려서 마무리 해준다.

Tips

굴소스를 좋아하면 간장 1스푼, 굴소스 1스푼를 넣어도 좋다.

철분은 몸에서 어떤 역활을 할까?

체내에 유입된 철분의 약 70%가 기능철이 되어 체내에서 활동한다.

● 철분은 면역력을 향상시켜준다

면역세포는 혈액으로부터 산소를 공급받아 영양으로 전환되면서
활성화된다. 철분결핍으로 생기는 빈혈은 산소가 부족해져 면역력
이 떨어진다.

운동 할 때 분비되는 피로물질과 젖산상승을 억제해주고 운동피
로를 회복해준다.

● 철분은 뇌의 정상적 움직임을 컨트롤해준다.

철분은 간장, 비장, 골수 등에서 페리틴과 헤모시데린으로 저장되
었다가 기능 철이 부족할 때 채워주는 작용을 한다. 그리고 철분은
간장에서 독소를 분해하고 해독해주며, 에너지 대사와 연관된 효
소로 작용을 한다.

철분은 아미노산, 비타민B군, 비타민C, 아연 등과 함께 뇌의 움
직임을 관장하는 신경전달물질을 생산한다.

● 철분은 혈액 중 산소를 공급해주는 역할을 한다.

철분은 혈액 중에 적혈구 속에서 헤모글로빈을 구성하는 성분으로 전환되어 폐에서 수거한 산소를 혈액을 통해 체내의 각 조직으로 공급하는 작용을 한다.

● 철분은 콜라겐을 만들어준다.

철분은 피부를 곱고 탄력성 있게 만들어주는 콜라겐 재료이기 때문에 철분이 부족하면 피부가 처치고 주름이 생긴다.

● 철분은 뼈를 튼튼하게 만들어준다

철분결핍이 장기간 지속되면 골다공증을 유발시킨다. 그리고 콜라겐은 뼈의 요소가 되어 뼈의 질을 관장한다. 철분은 혈액 중에 들어 있는 산소를 근육으로 전달하는 작용을 한다. 철분은 근육의 색소단백질로 전환되어 헤모글로빈이 가져온 산소를 접수해 다시 근육으로 공급해준다.

개운하고 건강한 수면습관을 기르자

정신건강에 가장 큰 도움이 되는 방법 중 하나가 바로 건강한 수면습관
이다. 자신에게 맞는 수면시간대가 어느 때인지 다음을 참고하기 바란
다.

· 매일 규칙적인 시간대에 취침하고 기상하자

규칙적인 취침을 한다는 것은 그만큼 충분한 휴식을 취했다는 느
낌을 줄뿐만 아니라 취침하고 기상하는 것이 훨씬 수월해진다.

· 하루를 가뿐하게 시작하자

아침에 기상하기가 싫어서 알람이 울리고 끄기를 반복한 후에야
겨우 이불 속에서 나오는 경우가 많다. 이런 습관을 버리고 곧바
로 일어나 물 한 컵이라도 마셔보자.

· 취침 전 효율적인 습관을 기르자

취침 전 습관적으로 TV를 끄고 스마트폰을 손에서 멀리하며 시

끄러운 소리를 피한다. 그런 다음 침대에서 독서를 하면서 차분한 분위기를 만들어보자.

· 카페인을 마시지 말자
반드시 오후 12시가 지난 후에는 커피나 녹자 등을 마사지 말자. 왜냐하면 커피나 녹차에는 카페인 성분이 함유되어 있어 수면을 방해하기 때문이다.

· 낮잠은 짧게 자도록 하자
낮잠은 최소 30분을 넘기지 말아야 한다. 낮잠이 길어지면 오히려 정신적 · 육체적으로 피로감이 나타나고 무기력감에 빠질 수 있다.

꾸준하게 운동을 하도록 하자

운동을 규칙적으로 해야만 좋은 효과를 얻을 수 있다. 따라서 하루 30분 운동으로도 정신적 · 육체적 건강에 큰 도움이 된다. 운동은 신선한 에너지를 공급해주기 때문에 하루 종일 즐거운 마음으로 활동할 수가 있다. 다음은 본인에게 적절한 운동을 찾기 위한 기본적인 내용들을 참고해보자.

· 하루 20분씩 산책하는 맘으로 걷는다면 생각할 여유가 생긴다.

· 헬스장을 찾아 함께 운동할 친구를 사귀면 즐겁게 운동할 수 있다.

· 운동을 시작할 때 목표를 세운다면 더 많은 운동효과를 얻을 수 있다.

식생활을 바꿔보자

건강을 유지하기 위해서는 규칙적이고 균형 잡힌 식생활이 필요하다. 따라서 우울증을 이겨내기 위해서도 규칙적이고 균형 잡힌 식생활이 꾸준하게 이어져야 한다. 우울증에 시달리면 당연히 식욕이 떨어지는데, 이럴수록 끼니를 반드시 챙겨 먹어야 한다. 다시 말해 우울증에서 탈피하기 위해서는 지나친 다이어트나 비만 등을 의식할 필요가 없다. 꾸준한 식생활 개선만으로도 정신적 · 육체적 건강에 도움이 된다.

· 가장 중요한 것은 끼니를 꼭 챙겨 먹어야 한다. 다시 말해 하루 세끼를 빠지지 않고 먹음으로써 두뇌 산소공급이 원활해져 정신적 · 신체적 건강에 많은 도움이 된다.

· 가능한 한 과일과 야채를 많이 섭취해야만 한다. 대신 설탕이 함유된 식품을 최소한 줄이도록 하자.

- 매일 적절한 양의 과일, 야채, 곡물 등을 비롯해 기름기 없는 생선을 섭취하자.
- 가끔 자신이 좋아하는 식품을 맘껏 먹어보자. 왜냐하면 욕구불만을 해소함으로써 기분전환에 도움이 되기 때문이다.

항상 긍정적 마인드를 가지자

매사 긍정적 사고로 생활한다면 본인의 삶을 절망에서 희망으로 바꿔나갈 수 있다. 따라서 긍정적 사고를 갖기 위해서는 부정적 생각이 무엇인지를 먼저 파악한 다음, 더 강한 긍정적 사고로써 물리칠 수 있는 방법을 터득해야만 한다. 이를 위해서는 일상생활에서 자신이 감사하고 행복해하는 것들을 5개 이상 찾아보도록 하자.

- 긍정적인 행동은 긍정적인 사고를 낳는다. 따라서 삶에서 긍정요인 5가지를 찾아 노트에 적어놓고, 하나하나 실천해보자.
- 자신을 기쁘게 해주는 것들은 칭찬하고 싫어하거나 짜증을 유발하는 것들은 생각에서 지워버린다면 긍정적 사고가 찾아온다.

외모와 청결을 제대로 관리하자

외모치장에 관심이 없고 개인위생에도 신경 쓰지 않는 무기력한 생활은 우울증의 전형적인 모습이다. 물론 외모를 바꾸거나 치장하는 것만으로 우울증을 이겨낼 수는 없다. 하지만 매일 시간을 들인 외모치장과 개인위생을 컨트롤한다면, 자신감이 향상되기 때문에 우울증 개선에 도움이 될 것이다.

· 집에서 컨디션이나 기분이 썩 좋지 않지만, 외출할 때는 반드시 외모를 단정하게 가꾸는 것이 중요하다. 왜냐하면 스스로 만족할 수 있는 자신감과 가치가 상승되면서 기분이 좋아지기 때문이다.

· 만약 비만이 우울증 원인이라고 생각한다면 다이어트에 대한 계획을 세우자. 그리고 이것을 실천함으로써 우울증 개선에 도움이 되고 인생관까지 바뀌게 될 것이다.

오메가3(DHA, EPA)가 부족했을 때 오는 우울증

66 오메가3 (DHA, EPA) 부족의 결핍에서 오는 우울증의 증상은 생선을 좋아하지 않고 건망증이 매우 심하며 중성지방 수치와 콜레스테롤 수치가 항상 높은 사람에게서 나타나는 유형이다. 99

오메가3(DHA, EPA)가 부족했을 때 오는 우울증

오메가3 (DHA, EPA) 부족의 결핍에서 오는 우울증의 증상은 생선을 좋아하지 않고 건망증이 매우 심하며 중성지방 수치와 콜레스테롤 수치가 항상 높은 사람에게서 나타나는 유형이다.

DHA와 EPA는 오메가3인 필수지방산이다. DHA는 고도불포화지방산의 일종으로 담수나 해수에 서식하는 식물플랑크톤 및 해조류가 생합성한다. EPA는 인체기능에 반드시 필요한 영양소로 혈중 클레스테롤 저하, 뇌기능을 촉진시켜준다. DHA나 EPA에는 n-3계 다가불포화지방산으로 분류되며, 생선기름에 풍부하게 들어 있다. 이밖에 α-리놀렌산도 함유되어 있으며 들기름, 아마씨유 등에도 풍부하게 들어 있다. DHA나 EPA는 혈액 중의 중성지질과 콜레스테롤을 떨어뜨려주고 동맥경화를 예방하며 염증을 억제해주는 역할을 한다.

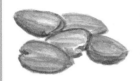

아마씨

아마씨는 식물성 오메가-3인 ALA이 함유되어 있으며, 이밖에 섬유질과 항산화물질이 풍부하게 들어 있는 식품이다. 석류보다 에스트로겐이 400배 많고 오메가 3는 연어보다 30배가 많아 갱년기 여성은 물론 성장기 아이들에게 좋다.

오메가3 (DHA, EPA) 부족 우울증에서 벗어나는 가벼운 집밥

아마씨 강정

●준비할 재료●

볶은 아마씨 375g, 건 크랜베리 90g
[양념재료] 설탕 1/2컵, 조청 2/3컵, 물 3큰술

●조리순서 Steps●

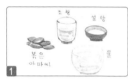

1
아마씨는 반드시 볶은 제품을 사용해야 한다. 조청과 설탕, 물도 준비해 준다.

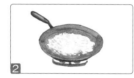

2
팬에 조청, 설탕, 물을 넣고 중불에서 끓여 준다.

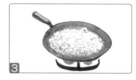

3
설탕과 조청이 바글바글 끓어오를 때까지 젓지 않는다. 저으면 공기층이 생겨 흰 결정이 생길 수 있다.

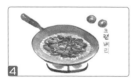

4
아마씨와 건 크랜베리를 넣고 잘 섞어 주고 불은 약불로 줄이고 대략 3~5분 정도 볶아 준다.

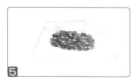

5
넓적한 쟁반에 종이호일이나 비닐을 깔고 아마씨를 올린다.

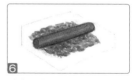

6
다시 종이호일이나 비닐을 깔고 밀대로 아주 꼼꼼하게 무게를 실어 밀어 준다.

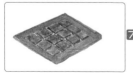

7 냉장고에서 30분 정도 굳힌 후 칼로 자르면 완성된다.

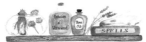

오메가3 (DHA, EPA) 부족 우울증에서 벗어나는 가벼운 집밥

시금치두부무침

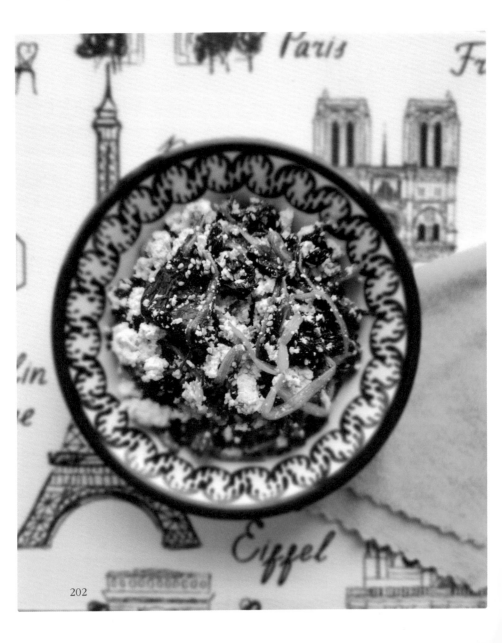

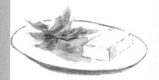

시금치

시금치는 녹색 채소로 오메가3이 풍부하게 들어 있으며, **이밖에 비타민과 미네랄이 풍부하게 들어 있는 건강식품이다.**

시금치두부무침

● 준비할 재료 ●

시금치 1단, 두부 1/2모
[양념재료] 간장 2스푼, 참기름 1스푼, 깨소금 1스푼, 설탕 0.5스푼, 소금 0.5스푼

● 조리순서 Steps ●

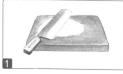

1 두부 반모는 칼등으로 잘게 으깨어준다.

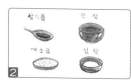

2 참기름 1스푼, 간장 2스푼, 깨소금 1스푼, 설탕 0.5스푼 를 넣고 양념을 만들어 준다.

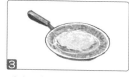

3 팬에 으깬 두부를 넣고 만들어진 양념 1/2 분량을 부어 준 뒤 수분이 날아갈 때 쯤 꺼내어 볼에 담아둔다.

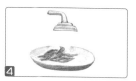

4 시금치는 지저분한 잎을 떼어낸 뒤 흐르는 물에 깨끗하게 씻어준다.

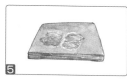

5 깨끗하게 씻은 시금치는 밑둥을 자르고 먹기좋은 크기로 2등분 한다.

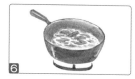

6 끓는 물에 소금 0.5스푼를 넣어준 뒤 시금치를 넣고 20초간 삶아준다.

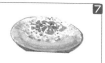

7 데친 시금치는 찬물에 헹구어 손으로 물기를 꼭 짠다. 두부가 담긴 볼에 시금치를 넣고 나머지 양념을 다 넣어준 뒤 손으로 조물조물 무쳐준다. 부족한 간은 소금 (0.5반스푼) 를 넣고 마무리한다.

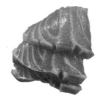

연어

지방이 많은 연어에는 오메가3인 EPA와 DHA가 풍부하게 들어 있으며, 이밖에 미네랄인 칼륨, 셀레늄, 인 등을 비롯해 비타민B12, 비타민B6, 비타민D 등도 함유되어 있다.

오메가3 (DHA, EPA) 부족 우울증에서 벗어나는 가벼운 집밥

연어 딸기샐러드

● 준비할 재료 ●

훈제연어 300g
양상추 1/4개
치커리 4잎
딸기 4개

[양념재료]
케이퍼 2큰술
올리브유 1/2컵
꿀 2큰술
레몬즙 3큰술
소금 1/2작은술
흑후추 약간

● 조리순서 Steps ●

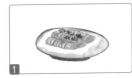

1

냉동된 연어는 키친타올에 녹여 주고 케이퍼를 올려준다.

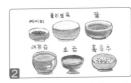

2

분량의 양념을 모두 섞어 소스를 준비해둔다.

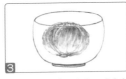

3

양상추는 물에 10분정도 담갔다 가 건져 물기를 빼준다.

4

완성접시에 양상추를 깔고 연어 를 올려준다.

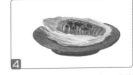

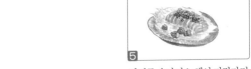

5

딸기를 슬라이스 해서 가장자리 에 돌리고 소스를 뿌려주면 된 다.

Tips

냉동된 연어는 너무 녹이면 맛이 없다. 키친타올에 올려 서 냉장고에서 녹여준다.

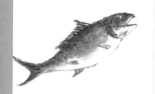

고등어

고등어 100g당 오메가3이 1,950㎎ 이 함유되어 있으며 이밖에 비타민 B12와 단백질도 풍부하게 들어 있는 영양가 높은 식품이다.

오메가3 (DHA, EPA) 부족 우울증에서 벗어나는 가벼운 집밥
고등어양념구이

●준비할 재료 ●

고등어 1마리, 밀가루 2스푼, 식용유 3스푼, 대파 1/2대, 청양고추 2개
[양념재료] 고추장 1스푼, 고추가루 1스푼, 간장 1.5스푼, 마늘 1스푼, 맛술 1스푼, 설탕 1스푼, 후추 톡톡

●조리순서Steps ●

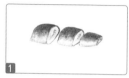

1

고등어를 쌀뜨물에 20분 담구어 두면 고등어의 비린내가 제거된다.

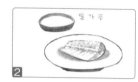

2

쌀뜨물에 담가뒀던 고등어를 건져 물기를 빼고 넓적한 쟁반에 등부분 말고 살 부분에만 뼈가 붙어있는 부분에만 밀가루를 듬뿍 발라준다

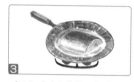

3

기름을 넉넉하게 두른 후 밀가루 바른 부분부터 뒤집어서 구워준다. 푸른등 부분은 마지막에 구워준다.

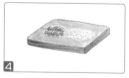

4

청양고추, 대파를 최대한 얇게 썰어준다. 홍고추 있으면 사용하시면 된다.

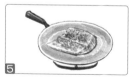

5

살부분이 바싹하게 구워지면 뒤집어 주고 뒤집어진 등부분이 구워질 동안 구워진 살부분에 만들어둔 양념장을 골고루 발라준다.

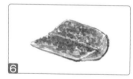

6

양념장을 바른채로 등부분을 익혀주면 매콤매콤한 고갈비가 완성이 된다.
매콤한 양념을 발라 구워낸 고갈비에 썰어둔 파, 청양고추를 뿌려준다.

Tips

푸른 등 부분은 마지막에 구워주며 불은 중간불에서 그리고 바싹 구워질 때까지 뒤집지 않는 것이 포인트이다. 진짜 고기 싸먹는 것 보다 훨씬 맛있다.

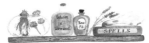

오메가3 (DHA, EPA) 부족 우울증에서 벗어나는 가벼운 집밥

호두와 아몬드 청양고추 멸치볶음

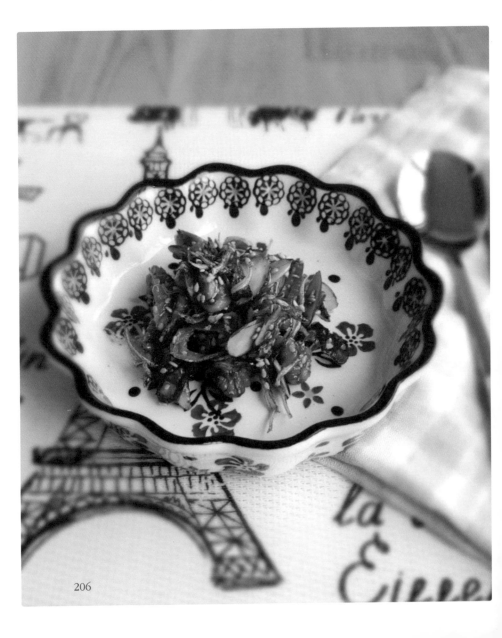

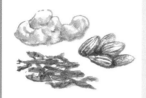

호두

호두에는 식물성 오메가-3이 풍부하며 공액리놀렌산도 풍부하게 들어 있다. 이밖에 단백질, 섬유질, 항산화물질 등도 풍부하게 들어 있다.

호두와 아몬드 청양고추 멸치볶음

●준비할 재료 ●

잔멸치 200g, 청양고추 10개, 호두 150g, 아몬드 150g, 식용유 (두르기) 2번
[양념재료] 간장 2스푼, 설탕 6스푼, 물엿 3스푼, 깨 1스푼, 참기름

●조리순서 Steps ●

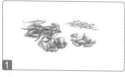

1
잔멸치 200g, 호두 150g, 아몬드 150g을 준비해준다. 청양고추는 10개 얇게 슬라이스해서 준비해준다.

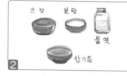

2
양념은 간장 2스푼, 설탕 6스푼, 물엿 3스푼, 참기름 1/2스푼 를 넣고 섞어 준다.

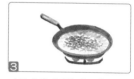

3
마른 팬에 멸치를 넣고 센불에서 볶아준다. 멸치의 수분을 날려보내고 노릇노릇 바삭해질 때 까지 볶아준다.

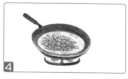

4
센불에서 멸치를 볶다가 호두와 아몬드도 넣고 호두와 아몬드가 살짝 노릇해질 때 까지 볶아준다.

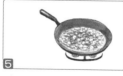

5
식용유를 둘둘 두 번 둘러 볶아준다. 깨 1스푼과 청양고추도 넣고 바삭 바삭한 느낌이 들게 볶아준다.

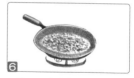

6
노릇노릇 다 볶아지면 불을 끄고 그리고 아까의 양념을 휙 두르고 잘 섞어준다.

7 잔열로 양념을 잘 버무리고 다시 불을 켜고 약불에서 살짝만 볶아주면 완성된다.

참치

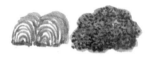

참치에는 오메가3이 풍부하게 함유되어 있으며, 이밖에 비타민B12, 비타민B6을 비롯한 미네랄 등도 들어 있는 저지방 단백질 식품이다.

오메가3 (DHA, EPA) 부족 우울증에서 벗어나는 가벼운 집밥

참치 브로콜리무침

● 준비할 재료 ●

브로콜리 1송이, 캔 참치 150g
[양념재료] 간장 0.7밥숟가락, 올리고당 0.5밥숟가락, 깨 간 것 2밥숟가락, 마요네즈 3밥숟가락, 매실청 1밥숟가락, 소금 2꼬집, 후추

● 조리순서 Steps ●

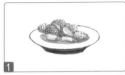

1
브로콜리는 밑동과 잎을 제거한 후 겉껍질을 벗기고 먹기 좋게 잘라서 준비한다.

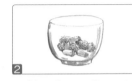

2
손질을 끝낸 브로콜리는 흐르는 물에 가볍게 샤워시킨 후 식초 1 숟갈을 푼 물에 10분간 담갔다 건져둔다.

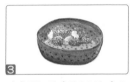

3
팔팔 끓는 물에 굵은소금 반 스푼을 넣고 브로콜리를 넣은 후 1분간 데친 후 체에 받쳐 헹구지 말고 그대로 식혀준다.

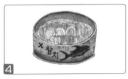

4
브로콜리가 식는 동안 참치는 뚜껑을 열어 발암물질이 날아가게 잠시 두고 소스를 만든다.

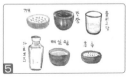

5
볼에 부순 깨 2, 간장 0.7, 올리고당 0.5, 마요네즈 3, 매실청 1, 후추 약간을 섞어 참깨 마요 소스를 만든다. 기호에 따라 매실청 대신 식초와 머스터드소스를 약간 첨가하셔도 좋다.

6
소스가 만들어졌다면 브로콜리 먼저 넣어 간을 보고 소금을 기호에 맞게 추가한다.

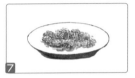

7
기름기 쭉 뺀 참치를 넣고 브로콜리에 양념을 먼저 입혀주고 가볍게 버무려 주면 완성이다.

Tips

마요네즈의 양이나 단맛 등은 기호에 맞게 가감하시면 된다.
데친 브로콜리를 헹구지 않고 식히면 맛도 보존되고 저장이 좀 더 오래간다.

오메가3 (DHA, EPA)는
우리 몸에서 어떤 역활을 할까?

●우울증과 불안증상을 개선해준다.

오메가3은 스트레스 억제를 강화시켜주고 항산화작용으로 뇌신경세포를 활성화해 우울증과 불안증상을 개선해준다. 뇌기능을 향상하고 세로토닌과 도파민 등의 신경전달물질 분비를 촉진하여 안정감을 유지해준다.

●치매를 예방해준다.

오메가3은 신경세포의 손실을 감소시켜 인지력을 향상시켜 치매를 막아준다.

●콜레스테롤 수치를 감소시켜준다.

오메가3은 나쁜 콜레스테롤 수치를 낮춰주고 양질의 콜레스테롤 수치를 높여주는데, 이것은 오메가3에 들어 있는 DHA성분이 혈관 내 콜레스테롤 수치를 조절해 중성지방을 체외로 배추시키는 역할을 한다.

●심혈관질환을 예방해준다.

오메가3은 중성지방수치를 감소시키고 콜레스테롤을 조절하며 혈압을 낮춰주고 혈전을 예방해준다. 따라서 뇌졸중과 심근경색 등의 심혈관 질환을 막아준다.

●두뇌의 건강을 개선해준다.

오메가3에 들어 있는 DHA는 뇌와 신경계조직을 구성하는 요소로 뇌세포기능 학습능력을 향상시켜준다. 또한 뇌 구성 물질 중 하나로 뇌의 혈액순환을 도와주기 때문에 기억력 개선에 도움을 준다.

●안구건조증을 완화해준다.

오메가3에 함유된 DHA성분은 눈물샘을 마르지 않게 해주는 기능이 있어 안구에 적정량의 눈물을 생성해 분포되도록 도와준다. 즉 DHA는 눈 망막에서 망막의 구조와 기능을 유지해준다. DHA가 부족하면 눈 건강이 나빠지고 망막기능을 떨어뜨려 문제가 나타난다.

●어린이들의 ADHD증상을 완화시켜준다.

주의력결핍과잉행동(ADHD)는 주의력 결핍, 과잉행동, 충동 등을 특징으로 하는 장애를 감소시켜준다.

●피부미용에 효과적이다.
오메가3은 염증성 피부트러블을 완화시켜 피부를 맑고 깨끗하게 유지해준다.

●염증을 개선해준다.
오메가3은 염증을 줄여주고 면역체계를 강화해준다. 염증은 체내에서 해로운 영향을 미쳐 다양한 질환의 원인이 될 가능성이 있기 때문에 오메가3을 섭취하면 염증을 억제해준다.

●관절건강을 지켜준다.
오메가3은 관절질환을 예방하는 도움을 주는데, 오메가3이 함유된 DHA와 EPA 등은 염증을 억제시키고 관절에 있는 이물질을 줄여준다.

규칙적인 생활습관을 기르자

운동과 식사와 수면 등은 우울증을 치료해주는 방법이 아니다. 하지만 이런 활동들은 뇌에 대한 물리적, 화학적 건강과 함께 감정적, 인지적 건강에 효과적인 도움이 된다. 우울증 치료방법 중 약물치료가 가장 효과적이고 값 또한 다른 질병 약물보다 싼 편이다. 그리고 약을 복용과 심리치료를 함께 병행하면 훨씬 좋은 효과를 거둘 수 있다. 운동은 본인이 좋아하고 쉽게 습관화할 수 있는 것부터 시작하면 된다. 운동을 시작하게 되면 우울증 치료에 많은 도움이 되면서 삶에서도 새로운 희망으로 발전하게 될 것이다.

운동 외에 우울증을 개선하는데 도움이 되는 것은 바로 규칙적인 생활을 유지하는 것이다. 하지만 규칙적인 생활을 유지하기란 일반인들도 어려운데 우울증환자들에겐 너무나 괴롭다. 따라서 일상생활에 맞춘 규칙적인 생활을 택한다면 어렵게 생각할 필요는 없다. 어쨌든 우울증 증세가 나타나면 모든 게 싫어지면서 일상생활까지 힘들어진다. 다시 말해 잠자는 것이나 식사하는 것이나 운동하는 것 등이 규칙에서 벗어나 일상생활이 엉망진창이 되면서 우울증은 급속도로 악화된다. 따라서 규칙에서 벗어난 것들을 바로잡고 하루 빨리 사회로 복귀하기 위해서는 질병 이전의 일상생활로 최대한 접근해야만 한다. 이에 따라 우울증환자는 긍정적인 마인드로 일상을 유지하도록 노력해야만 우울증 악화를 막아낼 수가 있다. 이런 노력을 하지 않고 무리하게 사회생활을 하게 된다면 스트레스가 더 많이 쌓이게 되면서 삶의 의지가 꺾이고 우울증 증세가 더 악화될 수 있다.

일반적으로 뭇 사람들은 우울증에 대해 잘 알지도 못하면서 단편적으로 의지가 나약해서 발생하는 질환이라고 말한다. 하지만 우울증환자들의 일상이나 사회생활은 다리가 부러진 사람의 재활치료와 같은 것이다. 다리뼈가 부러진 사람한테 "네가 걷고자 하는 의지가 부족해 네 다리가 부러졌다"는 말은 망언이며 틀린 말이다. 다리뼈가 부러졌는데 억지로 걷게 된다면 당연히 부러진 곳이 더 악화될 수밖에 없다. 하지만 어느 정도 부러진 뼈가 붙었음에도 불구하고 마냥 깁스를 한 채 자리에 가만히 누워만 있다면 회복은 당연히 늦어지게 된다. 이럴 때 필요한 것이 바로 재활을 하고자 하는 환자의 노력과 의지이다. 물론 정형외과의 치료방법과 우울증 치료방법은 완전히 다르다. 우울증은 하고자 하는 의지자체를 상실시켜버리기 때문에 우울증 치료에서 환자의 치료의지가 매우 중요하다. 즉 치료자와 환자는 회복을 전제로 한 긴밀한 협력이 중요하기 때문에 서로서로가 신뢰를 쌓아야만 가능하다.

하지만 운동은 우울증의 만능치료제가 아니다. 그래서 우울증에 시달리고 있는 지인이 있다면, 운동이 우울증에 효과적이라고 무작정 권하지 말아야 한다. 물론 대부분의 우울증환자들은 운동이 우울증을 개선해주는데 도움이 된다는 것을 충분하게 인지하고 있다. 그렇지만 주변 지인이나 전문의들로부터 가볍게 운동하라는 말들을 반복적으로 듣게 되면서 이것으로 오히려 트라우마를 겪게 되는 우울증환자들도 많다. 왜냐하면 지인들이나 전문의가 권고한 운동으로 효과를 보지 못했거나 중도에 운동을 포기한 경험을 수십 번 이상 겪었거나 운동을 시도하는 그 자체가 쉽지 않았기 때문이다. 따라서 운동을 제외한 다른 활동으로 우울증 개선에 도움이 되는 쉬운 것들을 권고해주는 것이 좋다. 이럴 경우엔 환자개인이 처한 주변 상황과 병세의 증상정도, 생활패턴과 건강상태 등을 고려한 적합한 활동들을 추천 또는 스스로 선택하게 하면 별 문제가 없다.

어쨌든 주변의 권유든 스스로 선택하든 우울증환자가 운동이나 다른 활동을 막 시작했다면 꾸준하게 할 수 있도록 희망과 용기를 북돋워줘야 한다. 왜냐하면 운동이나 다른 활동을 꾸준하게 수행하는데 싫증을 자주 느껴 포기할 수 있기 때문이다.

Chapter

12

치매와 우울증 차이점은
무엇이 다를까?

치매와 우울증 차이점은 무엇이 다를까?

and Answer 치매처럼 보이는 노인우울증 증세는 전문가 아니면 구별하기가 어렵다.

할머니가 앓고 있는 노인우울증은 치매와 구별하기가 매우 까다롭다. 치매를 앓기 시작하면 인지기능(기억력, 언어기능, 판단능력, 시공간지각력 등)이 떨어지고 일상생활 유지에 필요한 행동수행능력(식사, 대소변, 목욕, 전화걸기, 물건 구입 등)이 어려워지며, 여기에다가 정신행동증상(우울증, 망상, 불안, 초조, 배회 등)까지 동반된다. 노인우울증은 우울한 기분 외에 인지기능까지 떨어지는 증세가 나타나기 때문에 치매로 오진되는 경우가 있는데, 이런 증상을 의학적용어로 가성치매라고 한다. 노인성치매와 가성치매의 차이는 인지기능의 회복인데, 가성치매는 우울증이 극복되면 인지기능까지 자연적으로 회복된다.

그렇기 때문에 노인에게 치매증상이 나타나면 전문의에게 반드시 진찰을 받도록 해야 한다. 왜냐하면 잘못된 치매진단은 환자와 가족들에게 부담이 되고 엉뚱한 치료까지 받아야 하기 때문이다.

치매와 다른 노인우울증의 특징

• 우울한 감정이 매우 뚜렷하다.

• 일반적인 치매보다 인지기능 저하가 급하게 나타난다.

• 치매환자들은 기억력 저하를 감추려고 하지만, 우울증환자는 기억력 저하를 강조하면서 도움을 청한다.

• 최근 경험한 사건에 대해 질문을 받으면, 치매환자들은 기억이 나지 않아도 비슷하게 맞추려 하고, 우울증환자들은 단번에 모른다고 대답한다.

• 우울증은 증세가 급하게 좋아졌다 나빠졌다 할 때 인지기능도 급하게 좋아졌다 나빠졌다 하지만, 치매는 인지기능 저하가 거의 일정하게 나타난다.

• 우울증이 회복되면 인지기능도 함께 회복이 된다.

어느 할머니는 3달 전부터 무표정에 금방 들었던 말까지 잊어버리고 옷 단추도 엇갈리게 채우곤 했다. 그리고 일주일 전엔 느닷없이 말도 안되는 생뚱맞은 말까지 했다. 실제 할머니 집은 먹고 살만했으며 아무런 일도 일어나지 않았다. 이에 가족들은 할머니가 치매를 앓고 있다고 걱정을 했다.

이런 할머니의 언행은 누가 봐도 치매증상이라고 할 것이다. 기억력이 저하되고 스스로 옷 입기조차 어렵고 현실과 동떨어진 망상까지 보여준 것이다. 이에 걱정스런 가족들은 할머니와 함께 정신과 전문의를 찾아가 상담을 받았는데, 그 결과 치매가 아니라 우울증으로 진단받았다. 우울증에 걸린 이유는 상실감이었다.

몸의 신호에서 오는 우울증의 신호

스스로 우울하다는 것을 주변 사람들에게 털어놓는 것은 우울증을 극복하는데 매우 중요한 시발점이 된다. 사실은 스스로 우울하다 라고 표현하는 자체가 어렵다. 왜냐하면 자신의 사생활와도 관계가 있겠고 또한 자신이 우울한지도 모르고 있기 때문이다. 더구나 대부분의 우울증환자들은 자신이 우울증에 시달리고 있다는 사실조차 모르고 있다. 게다가 노인들은 자신의 감정을 표현하는데 어려움이 따른다. 하지만 감정이란 숨긴다고 숨겨질 수가 없고 무시할 수도 없다. 즉 말로 표현되지 않은 감정은 몸으로 나타낸다.

몸으로 나타낸다는 것은 푸념 섞인 혼잣말(중얼거림)에서 입증된다.

재미있는 것은 이런 푸념 속에 '우울', '기분', '감정' 등의 단어가 전혀 포함되어 있지 않다는 점이다. 하지만 이런 말속에는 말하는 당사자의 심정이 답답하고 우울하다는 의미가 함축되어 있다. 따라서 노인들 역시 이런 푸념을 통해 몸으로 느껴지는 우울증을 표현하고 있는 것이다. 특히 온몸이 쑤시고 아프다는 증상이 그 어떤 원인도 없이 지속된 경우엔 한번쯤 우울증으로 의심해봐야 한다. 왜냐하면 이런 증상들이 노인우울증의 대표적인 증세이기 때문이다.

우울증으로 나타나는 신체 증상

어느 할머니는 하루에도 수십 번 딸과 사위에게 전화로 온 몸이 쑤시니 병원에 가야한다고 했다. 딸과 사위는 할머니가 우울증을 앓고 있다는 사실을 모른 채 열심히 병원으로 모셨다. 하지만 의사의 검진에서도 이렇다 할 질환들이 발견되지 않았으며, 그 대신 처방된 약만 쌓였다. 이에 딸과 사위는 할머니가 자꾸만 부담스러워지기 시작했다. 그러다가 딸과 사위는 지인의 권유에 할머니를 정신건강의학과 진료를 받게 하였다. 그 결과 우울증이란 사실을 알게 되었던 것이다.

그제야 딸과 사위는 지금까지 할머니가 아프다고 호소했던 증세가 꾀병이 아니라 우울증으로 나타나는 통증이라는 사실을 알게 되었다. 다시 말해 할머니가 온몸으로 느꼈던 신체통증들은 우울증의 또 다른 신호였다. 이때 할머니 자신은 우울증을 앓고 있다는 사실조차 알지 못했다.

따라서 노인들이 특별한 이유도 없이 신체통증을 호소할 경우, 보호자(가족)는 그 표현에 대해 세심한 관찰이 반드시 필요하다. 왜냐하면 노인들의 언어적, 비언어적 푸념이나 표현 속에는 자신도 모르는 우울증이 숨어 있을 가능성이 많기 때문이다.

건망증과 우울증은 무엇이 다를까?

and Answer 가스레인지에 찌개냄비를 올려놓고 깜박 잊어버리는 통해 냄비를 태워먹거나, 지갑을 안방 화장대 위에 얹어놓고 어디에 뒀는지를 몰라 온 집안을 뒤지거나, 장롱 앞에서 무엇을 가지러 왔는지를 잊어버려 멍 때리는 경험을 한번쯤 겪었을 것이다. 미혼 때는 지인들로부터 제법 총명하다는 평을 듣기도 했는데, 중년이 되면서 나타나는 이런 증상으로 인해 자괴감에 빠지는 여성들이 많다. 소위 이런 증상은 일반적인 주부 건망증이라고 부르며, 치매와 전혀 다른 것이다. 하지만 주부 건망증은 우울증의 한 증상으로 나타날 가능성도 있다.

주부 우울증은 우울한 기분이 오랫동안 지속되는 질병이다. 하지만 주부 우울증으로 인해 병원을 찾아오는 경우는 흔치 않다. 다만 다른 증상으로 병원에 왔다가 주부 우울증으로 진단받는 경우가 대부분이다. 여기서 말하는 다른 증상들 중 하나가 바로 건망증 또는 정신집중이다. 이밖에 심한 감정기복, 소화불량, 두통, 어지러움, 불면증, 수면불량 상태, 입맛 저하, 맛을 느끼기 못하는 증상 등도 있다.

주부 우울증을 앓고 있을 때 건망증이 나타날 가능성이 매우 높다. 왜냐하면 우울증에 앓고 있을 때 자연적으로 집중력이 떨어지기 때문이다. 이처럼 집중력이 저하되는 이유는 온통 머릿속엔 힘든 일들만 가득하고 의욕까지 상실되기 때문에 일상에서 집중력이 떨어질 수밖에 없다. 보편적으로 우울한 기분은 에너지를 저하시키고 평소 쉽게 하던 일도 매우 어렵게 느껴진다. 이에 따라 기억하려는 노력보다는 적당하게 넘어가려는 행위가 많아지는데, 이런 모습이 마치 기억력이 저하된 것처럼 보이기도 한다. 더구나 요즘 전업주부들은 평소 두뇌 활용에 필요한 생활습관이 부족한 탓에 주부 건망증이 쉽게 나타나기도 한다.

주부 건망증은 주부 우울증 치료가 우선이다

주부 우울증으로 나타나는 건망증은 우선적으로 우울증을 치료해주면 사라진다. 우울증은 마인드 컨트롤을 통해 극복할 수도 있지만, 생물학적 원인도 있기 때문에 혼자 고민하지 말고 전문가 도움을 받아야 한다. 따라서 우울증으로 인해 감정이 가라앉거나 짜증이 지속되면서 날카로워지거나 건망증이 심해지거나 집중력이 떨어질 경우 일부러 참지 말아야 한다. 오히려 참으면 참을수록 증세만 더 악화될 뿐이다. 더구나 과거와 달리 요즘은 의학이 발달되면서 개발된 치료 약물들 대부분은 부작용이 거의 없기 때문에 믿을 수 있다.

또한 주부 우울증부터 먼저 해결하고 이와 함께 주부 건망증 극복을 위해서 쉽고 가벼운 일부터 실천하면 좋다. 주의할 점은 스마트폰이나 계산기 등을 장기간 사용하게 되면 두뇌를 활용하는 일이 줄어들 수밖에 없다. 그래서 전화를 걸때도 번호를 일부러 외워 시도해보고 암산도 시도해보는 등 두뇌활동에 도움이 되는 것들을 활용한다면 주부 건망증과 주부 우울증 치료에 많은 도움이 될 것이다.

주부우울증에서 벗어나는 방법

전업주부라면 다양한 원인과 그 어떤 이유 때문에 누구나 걸릴 수 있는 질병 중의 하나가 바로 주부우울증이다. 주부우울증을 앓고 있다면 전문의에게 치료를 받는 것이 무엇보다 중요하다. 하지만 이에 앞서 가장 좋은 방법은 우울증을 사전에 예방하는 건강한 생활습관이 필요하다.

인간의 정서는 감각(시각, 청각, 촉각)에 따라 매우 민감하게 자극된다. 따라서 집처럼 좁은 공간이나 익숙한 공간이라도 긴 시간동안 머물고 있으면 자연적으로 감각이 무뎌지고 마음까지 삭막해지기 마련이다. 이것을 극복하기 위해서 일단 집밖으로 탈출해보자. 그리고 낯선 공간이나, 지인들과의 수다나, 집중할 수 있는 취미생활 등의 새로운 자극제로 자신을 움직이게 해준다면 우울증이나 건망증을 극복할 수 있을 것이다. 성격상 외출을 싫어한다면 집(내 공간)에서 새로운 자극제를 발견해내는 것도 효과적인 시도라 할 수 있다.

주부들의 가족을 위한 희생과 인내는 가정을 화목하게 만들고 아름답게 꾸며주는 것은 두말 할 것도 없다. 그렇지만 무조건적인 일방적 희생만을 요구하게 된다면 그건 더 이상의 아름다운 사랑이나 건전하고 건강한 가정이 될 수가 없다. 다시 말해 일방적으로 행해지는 사랑이나 희생은 주는 사람이나 받는 사람 모두에게 진정성과 긍정성이 존재할 수가 없다. 비록 작은 것이지만 자신만을 위한 투자를 과감하게 해보자. 즉 스스로가 스스로에게 먼저 사랑해야만 가족이나 지인들에게 진정으로 다가갈 수가 있다.

현대인들은 사회생활을 하면서 스트레스와의 전쟁으로 하루도 편안한 날이 없다. 더구나 스트레스 강도에 따라 다양한 질병으로 나타난다는 것도 알고 있을 것이다. 물론 어렵겠지만 스트레스를 일으키는 원인을 미리 파악해 예방한다면 사회생활을 즐겁게 할 수가 있다. 특히 긴장도 스트레스를 일으키는 원인 중 하나이기 때문에 과도한 긴장보다 적당한 긴장감은 오히려 심신을 건강하게 해준다. 따라서 퇴근시간이나 업무를 재촉하는 상사도 없는 가사에서 긴장감을 얻을 수 있는 적절한 방법은 오로지 자신을 위한 개인 타임 테이블(생활계획표)을 만들어 하나하나 실천해나가는 것이다. 실천과정을 통해 새로운 긴장감과 성취감으로 자신감을 얻게 될 것이다.

나의 행동에 대한 방향성을 계획하고 실천할 수 있는 확실한 목표를 정하자. 어떤 일이건 목표가 있는 행동과 없는 행동은 추진하는 방향성과 결과가 천지차이다. 다시 말해 목표를 정한 사람과 정하지 않는 사람도 마찬가지다. 목표를 정할 때는 현실적으로 실천 가능한 구체적인 것이 좋고 언제까지 목표에 이를 것인지에 대한 정확한 기간설정과 실천계획까지 세워야만 한다.

하루 종일 집안일과 아이들을 돌보는데 집중하다보면 집안의 기둥인 남편과는 제대로 얼굴한번 말 한마디 던질 여유조차 없다. 더구나 남편 역시 가정과 가족을 위해 직업전선에서 열심히 싸우고 있기 때문에 아내와 대화할 시간이 부족하다. 여기서 잊지 말아야 할 것은 세월이 흐른 뒤 아이들은 부모의 곁을 떠날 것이고 결국 삶의 파트너는 결국 남편 또는 아내일 뿐이라는 사실이다. 따라서 두 사람의 관계가 원만해야만 노년생활도 즐겁고 행복할 수가 있다. 만약 부부가 가정사와 직업으로 인해 서로간의 교감이 부족해진다면 노년의 행복한 삶을 누릴 수가 없다. 즉 아무리 시간이 부족해도 부부간의 교감을 위한 시간은 반드시 필요하다.

주변에 친구들이 많다는 것은 성공한 삶이라 해도 실언이 아니다. 왜냐하면 친구의 좋은 점들은 자신과 공감할 수 있기 때문이다. 예를 들면 지근에 있는 가족들조차 이해하지 못하는 주부의 고민이나 생각 그리고 체험 등을 같은 주부입장인 친구들이 듣고 이해할 수 있는 것이다. 여기서 가장 중요한 것은 자신과 공감하면서 함께 고민을 나눌 수 있는 친구가 있다는 것으로 정서적으로 큰 도움이 된다.

Chapter

13

우울증에 대한 잘못된 상식

우울증이 있을 때 여행은 어떤 영향을 줄까?

and Answer 보편적으로 알고 있는 상식으로 우울증에 시달릴 때에 머리를 식힐 수 있는 좋은 방법으로 여행을 추천하는 경우가 많다. 하지만 이것은 잘못 알려진 상식으로 우울증 있는 사람에게 여행은 금물이다.

왜냐하면 여행은 오히려 두뇌의 감성을 자극시켜 우울증을 더 악화시킬 수가 있다. 특히 늦은 밤 또는 새벽까지 여행지에 있거나 장거리 여행을 하면 수면까지 부족해 불안정하고 몽환적 느낌이 나타나면서 심한 우울감에 빠져들게 된다. 또한 특별한 곳의 여행으로 기분이 좋아지면서 우울증이 개선되기도 하겠지만, 이런 기분은 일시적이며 일상생활로 돌아왔을 땐 무기력감에 빠져들기 쉽다.

따라서 우울증을 완전히 극복하기 전까지는 여행을 삼가야 한다. 만약 부득이한 경우라면 청명한 날 한낮에 가까운 곳으로 여행하는 것이 좋다.

집안에서 시간을 보내는 것은?

우울증이 있다고 생각될 때 장시간 자리에 누워 지내거나 집안에서만 시간을 보내는 것은 우울증을 더 악화시킬 뿐이다. 왜냐하면 활동력이 부족해 몸이 무거워지고 기분이 가라앉으며 햇볕을 몸을 쬐지 못해 세로토닌 분비까지 줄어들기 때문이다. 더구나 어떤 일이건 귀찮아하는 무기력한 일상생활은 여성호르몬 분비를 늘어주기 때문에 우울증이 더더욱 악화되면서 무기력감에 시달린다. 우울감으로 인한 활동력 저하에서 심한 우울감의 고리를 끊어내기 위해선 가능한 한 몸을 많이 움직여주고 햇볕을 몸을 많이 쬐어야 한다. 무기력함에 빠져 움직이기를 싫어하는 환자가 있다면 집근처에라도 산책하도록 유도하자.

술, 담배, 마약 등에 의지하는 것은?

우울하거나 기분이 좋지 않다고 술이나 담배로 달래면 순간적으론 기분전환이 되겠지만, 그 순간이 지나면 원위치가 되며 신체건강에도 좋지 않다. 그리고 술이나 담배보다 더더욱 위험한 것은 바로 마약이다. 마약은 일시적인 쾌감을 느끼게 해주지만, 강한 중독성 때문에 끊지 못하게 되면서 몸과 마음이 동시에 훼손되고 우울증까지 나타난다.

 이밖에 우울감이 있음에도 정신과에 대한 편견으로 병원을 외면하고 스스로 참는 경우가 많다. 이런 경우라면 정말 위험천만이다. 왜냐하면 우울증은 스스로 감당할 수 없는 질병이기 때문에 반드시 전문의를 찾아 치료를 받아야 한다. 즉 우울증상이 있으면 일분일초라도 빨리 병원을 찾아가는 게 완치할 수 있는 비결이라면 비결이다.

특별부록

우울증에 좋은 맞춤주스

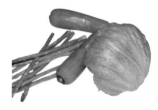

아스파라거스에는 단백질과 각종 비타민이 풍부하며 콩나물 뿌리에 들어 있다는 아스파라긴산(Asparagine) 즉, 아미노산이 주성분이며 약리 성분에는 루틴(Rutin) 성분이 많아 혈압강하제로 효과가 있다.
항산화작용 및 활성산소 제거는 곧 피부의 혈액순환 개선으로 이어지기 때문에 노화예방에도 좋고 혈압을 낮추는 장점이 있는데, 루틴 성분이 함유되어 혈관을 강화하고 칼륨이 나트륨 배출을 촉진시킨다고 한다.

우울증의 고혈압, 이뇨작용에 좋은
당근, 양상치, 아스파라가스 맞춤주스

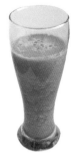

●준비할 재료●
당근 50g, 양상치 25g, 아스파라가스 25g

●조리순서Steps●

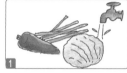

1 손질한 재료를 깨끗이 씻어 물기를 뺀다.

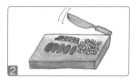

2 ❷의 재료를 잘게 썰어 준비한다.

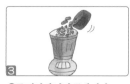

3 ❷를 믹서에 넣어 곱게 간다.

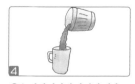

4 ❸을 컵에 따라서 마시면 된다.

Tips

아스파라거스 효능으로 항산화작용에도 도움이 되고,
특히 활성산소 제거에 탁월한 효과를 보인다고 한다.

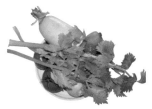

무즙은 담을 삭여주는 거담작용을 해주기 때문에 감기에 걸렸을 때 엿을 넣고 즙을 내서 먹으면 좋고 니코틴을 중화하는 해독작용이 있으므로 담배를 피우는 사람은 무를 자주 먹도록 하는 것이 좋다. 노폐물 제거작용, 소염작용, 이뇨작용이 있어서 혈압을 내려 주며, 담석을 용해하는 효능이 있어 담석증을 예방해 주기도 한다.

우울증의 감기에 좋은
무, 과일 야채주스

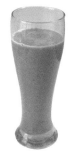

●준비할 재료●
레몬 1개, 셀러리 50g , 무 1/5개, 당근 1/2개, 딸기 3개, 토마토 1/2개

●조리순서Steps●

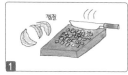

손질한 재료를 깨끗이 씻어 물기를 뺀다. 레몬은 껍질을 벗겨 잘게 쪼갠다.

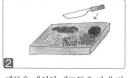

레몬을 제외한 재료들을 잘게 썰어 준비한다.

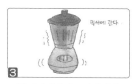

모두 믹서기에 넣고 곱게 간다.

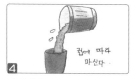

컵에 따라 마시면 된다.

Tips

무는 디아스타제 같은 전분 소화효소는 물론 단백질 분해효소도 가지고 있어서 소화 작용을 돕는다. 고기나 생선회를 먹을 때 무와 같이 먹거나 무즙을 내서 여기에 찍어 먹으면 좋다.

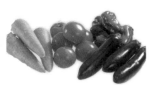

토마토는 혈압을 낮춰 고혈압에 효과적이다. 혈관 속의 콜레스테롤을 만드는 활성산소의 작용을 억제해 혈액의 흐름을 원활하게 하고 혈압을 낮추는 비타민C와 루틴이 풍부하다. 토마토에 들어있는 비타민 C가 다른 과일보다 훨씬 풍부하고, 토마토의 노란 부분에 많은 비타민 A는 항산화 효과가 뛰어나고 암이나 뇌졸중, 심근경색과 같은 질환에 효과가 있으며, 무엇보다 토마토의 붉은색을 내는 색소인 리코펜은 탁월한 항암제로, 익혀 먹으면 몸에 흡수가 더 잘 된다.

우울증의 관절염에 좋은
야채맞춤주스

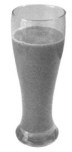

●준비할 재료 ●
오이 1/2개, 당근 1/2, 시금치 100g, 깐 포도 7개, 셀러리 50g, 레몬 1/4개, 토마토 1/4개, 딸기 3개

● 조리순서Steps ●

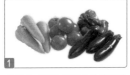

1 손질한 재료를 깨끗이 씻어 물기를 뺀다.

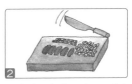

2 ❶의 깨끗이 씻은 재료를 잘게 썰어 준비한다.

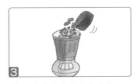

3 ❷를 믹서에 넣어 곱게 간다.

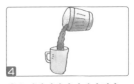

4 ❸을 컵에 따라서 마시면 된다.

Tips

자주 먹으면 치매와 같은 퇴행성 질환을 예방하는데 좋고 나이가 들면 뼈에서 칼슘이 빠져나가 골다공증이 많이 발생하게 되는데 토마토 속의 비타민K는 칼슘이 빠져나가는 것을 막아서 뼈를 튼튼하게 유지하는 효능이 있다.

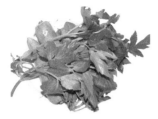

당근이 주홍빛을 띠는 것은 베타카로틴이라는 성분 때문으로, 색깔이 진할수록 베타카로틴이 많이 들어 있다. 다른 식품에도 베타카로틴이 들어있긴 하지만 함유량이 당근을 따라오지 못한다. 베타카로틴은 우리 몸 안에 들어가 비타민A로 바뀌기 때문에 프로비타민A라고도 한다. 비타민 A는 피부를 매끄럽게 하는 효과가 있어 부족하면 살결이 거칠어진다.

우울증의 급성간염에 좋은
당근 야채 맞춤주스

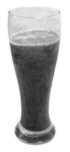

● 준비할 재료 ●
당근 60g, 시금치 20g, 신선초 20g

● 조리순서 Steps ●

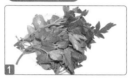

1 손질한 재료를 깨끗이 씻어 물기를 뺀다.

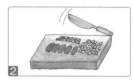

2 깨끗이 씻은 재료를 잘게 썰어 준비한다.

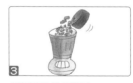

❷를 믹서에 넣어 곱게 간다.

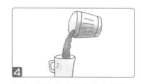

❸을 컵에 따라서 마시면 된다.

Tips

당근의 베타카로틴은 발암 물질과 독성 물질을 무력화
시키고, 유해 산소가 세포를 손상시키는 것을 막는다.

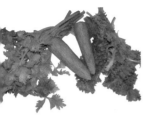

당근은 당나라에서 처음 들어왔다고 해서 붙여진 이름이다. 색깔이 예뻐서 음식의 모양을 내기 위해 많이 쓰는데, 당근이 몸에 좋은 이유도 바로 이 색깔에 있다. 당근이 주홍빛을 띠는 것은 베타카로틴이라는 성분 때문으로, 색깔이 진할수록 베타카로틴이 많이 들어 있다. 다른 식품에도 베타카로틴이 들어 있긴 하지만 함유량이 당근을 따라오지 못한다. 베타카로틴은 우리 몸 안에 들어가 비타민A로 바뀌기 때문에 프로비타민A라고도 한다.

우울증의 당뇨병에 좋은
당근 셀러리 맞춤주스

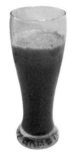

●준비할 재료●
당근 50g, 셀러리 30g, 치커리 20g

●조리순서 Steps●

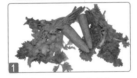

1 손질한 재료를 깨끗이 씻어 물기를 뺀다.

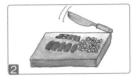

2 깨끗이 씻은 재료를 잘게 썰어 준비한다.

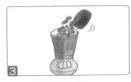

3 믹서에 넣어 곱게 간다.

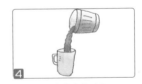

4 컵에 따라서 마시면 된다.

Tips

당근의 베타카로틴은 발암 물질과 독성 물질을 무력화시키고, 유해 산소가 세포를 손상시키는 것을 막는다.

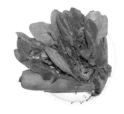

시금치의 여러 가지 실험 결과 암 예방에 효과가 밝혀졌는데 이는 시금치에 들어있는 베타카로틴에 의한 것이다. 특히 시금치는 흡연자에게서 많이 발생되는 폐암의 발생률을 낮춰주는 효능이 증명되었다. 1969년에 일본의 과학자들은 동물실험에서 시금치가 혈중 콜레스테롤치를 낮추는 것을 발견하였다. 시금치는 콜레스테롤이 코프로스타놀(coprostanol)로 바뀌는 것을 촉진시켜 이를 쉽게 체외로 배출시키므로 자연히 콜레스테롤이 감소된다고 하였다.

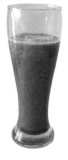

우울증의 변비에 좋은
시금치 당근 맞춤주스

●준비할 재료●

●조리순서Steps●

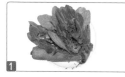

1 손질한 재료를 깨끗이 씻어
물기를 뺀다.

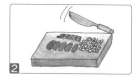

2 깨끗이 씻은 재료를 잘게
썰어 준비한다.

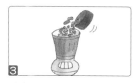

3 믹서에 넣어 곱게 간다.

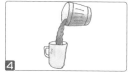

4 컵에 따라서 마시면 된다.

Tips

헤모글로빈의 성분이 되는 철이 많고 철의 흡수를 돕는
비타민 C도 풍부하므로 빈혈 예방에 안성맞춤이다.

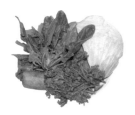

양배추는 먼저 풍부한 글루타민을 함유 제산작용과 근육세포의 재생에 좋다. 양배추의 심부분에 함유된 비타민u는 우리 몸 안에서 비타민 B4를 생성한다. 지방을 에너지원으로 바꿔주는 비타민b4가 부족하게 되면 지방이 분해되지 않고 그대로 체내에 쌓이게 되는 것이다. 양배추의 풍부한 칼슘은 인과 나트륨을 조절하며 동물성 단백질,가공식품에 많이 함유된 인이나 나트륨의 섭취가 많게 되면 뼈에 함유된 칼슘이 빠져나와 뼈를 약하게 만들고 골다공증을 촉진하게 된다.

우울증의 다이어트에 좋은
야채 맞춤주스

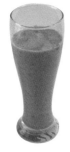

●준비할 재료 ●
당근 1/2개, 양배추 200g, 시금치 100g, 파슬리 50g

●조리순서Steps ●

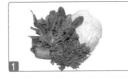

1 손질한 재료를 깨끗이 씻어 물기를 뺀다.

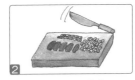

2 깨끗이 씻은 재료를 잘게 썰어 준비한다.

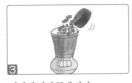

3 믹서에 넣어 곱게 간다.

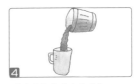

4 컵에 따라서 마시면 된다.

Tips

양배추의 풍부한 칼슘은 인과 함께 나트륨을 체외로 배출한다. 또한 풍부한 라이신이 두뇌활동에 필요한 수험생, 공부하는 아이들에게도 좋다.

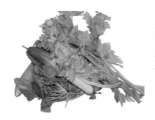

오이는 비타민 C를 산화시켜 파괴하는 효소가 들어 있기 때문에 다른 과일이나 야채와 섞어 생즙으로 마실 경우 비타민 C가 파괴된다. 오이는 이뇨작용이 강해 뛰어난 알칼리성 미네랄 식품인 오이는 피를 맑게 만들어주고, 몸 안에 쌓인 불순물과 쓸데없는 염분까지 없애준다.

우울증의 빈혈에 좋은
야채 맞춤주스

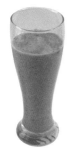

●준비할 재료●

셀러리 100g, 시금치 100g, 당근 1/2개 , 오이 1/2개

●조리순서Steps●

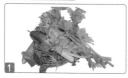

1 손질한 재료를 깨끗이 씻어 물기를 뺀다.

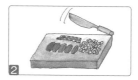

2 깨끗이 씻은 재료를 잘게 썰어 준비한다.

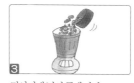

3 믹서기에 넣어 곱게 간다.

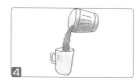

4 컵에 따라서 마시면 된다.

Tips

여드름, 주근깨, 땀띠 등의 피부질환에 사용한다. 수분공급이 원활하지 않으면 쓴맛이 강해지고, 수분이 많아지면 본래의 맛을 내는 오이는 이뇨작용이 강해 뛰어난 알칼리성 미네랄 식품인 오이는 피를 맑게 만들어주고, 몸 안에 쌓인 불순물과 쓸데없는 염분까지 없애준다.

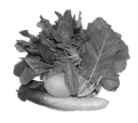

레몬의 비타민C는 추위에 견딜 수 있게 신진대사를 원활히 하여 체온이 내려가는 것을 막아주며 피부와 점막을 튼튼하게 하고 또한 또한 세균에 대한 저항력을 높여서 겨울철 감기예방, 스트레스 해소와 피로회복, 피부미용에도 효과가 있다.

괴혈병 예방 및 치료와 암을 방지하는 화학물질을 함유하고 있고 레몬유는 곰팡이를 죽이는 효과가 있다.

우울증의 소화불량에 좋은
레몬 야채 맞춤주스

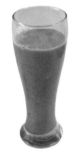

●준비할 재료●

레몬 1/2개, 당근 1/2개, 시금치 100g, 오이 1개, 케일 100g

●조리순서Steps●

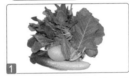

1 손질한 재료를 깨끗이 씻어 물기를 뺀다.

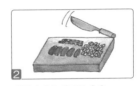

2 깨끗이 씻은 재료를 잘게 썰어 준비한다.

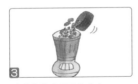

3 믹서기에 넣어 곱게 간다.

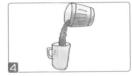

4 컵에 따라서 마시면 된다.

Tips

건위, 거담작용, 간장기능 강화, 소화불량등으로 흉협부가 답답하고 상복부에 동통이 있으며 오한, 구토, 식욕부진이 있을때 혈액을 정화시키고 혈관의 활동을 촉진시켜 준다.

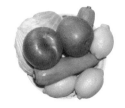

섭취한 음식물이 며칠이고 장 속에 있으면 위장장애가 일어나기 쉽고 비만의 근원이 된다. 사과의 섬유질은 장의 기능을 활발하게 해주고, 소화. 흡수를 도와주므로 변비예방 및 장내 가스발생 예방에도 도움이 된다. 그 외에 여분의 콜레스테롤이나 식품에 함유되어 있는 유해 첨가물도 배출시켜 장을 항상 깨끗한 상태로 유지시켜 준다. 깨끗이 씻어서 껍질째 먹으면, 열매와 껍질사이에 함유되어 있는 펙틴은 진통효과가 높고, 복통이나 설사를 할 때 정장제 역할을 해준다.

우울증의 식욕부진에 좋은
과일 야채 맞춤주스

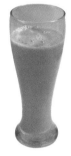

● 준비할 재료 ●
양배추 150g, 사과 1/2개, 당근 1/2개, 레몬 1/4개,

● 조리순서Steps ●

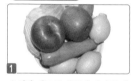

1
손질한 재료를 깨끗이 씻어 물기를 뺀다.

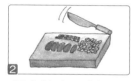

2
깨끗이 씻은 재료를 잘게 썰어 준비한다.

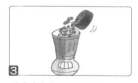

3
믹서기에 넣어 곱게 간다.

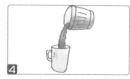

4
컵에 따라서 마시면 된다.

Tips

사과는 옛날부터 장에 좋은 과일로 알려져 왔다. 또한 콜레스테롤을 흡수, 배출하는 작용이 있어 성인병 예방에도 효과가 있다.

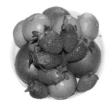

딸기에 많은 비타민C는 여러 가지 호르몬을 조정하는 부신피질의 기능을 활발하게 하므로 체력 증진에 효과가 있다. 딸기는 과일 중 비타민 C의 함량이 가장 높아 (100g당 80mg) 귤보다 1.5배, 사과보다는 10배가 많다. 딸기 6~7알이면 하루 필요한 비타민 C를 모두 섭취할 수 있게 된다. 흔히 딸기에 설탕을 뿌려서 먹는데, 비타민 B가 손실되기 때문에 그냥 먹는 것이 좋다. 체내를 정화 하는 비타민C (혈액순환에 도움이 되는 칼슘과 철분)가 신경을 조절하고 선을 건강하게 하는 나트륨이 들어있어 '회춘' 과일이라고 부른다.

우울증의 신경통에 좋은
과일 맞춤주스

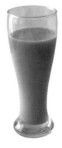

● 준비할 재료 ●
딸기 5개 + 밀감 1/2개 + 사과 1/2개

● 조리순서 Steps ●

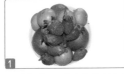

1 손질한 재료를 깨끗이 씻어 물기를 뺀다.

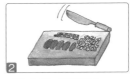

2 깨끗이 씻은 재료를 잘게 썰어 준비한다.

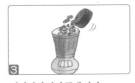

3 믹서기에 넣어 곱게 간다.

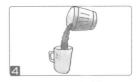

4 컵에 따라서 마시면 된다.

Tips

딸기 즙은 담배연기에 함유된 발암 인자의 해독을 중화 시켜 준다. 또한 미용식으로 몸을 보호하고 정기를 돋우며 피부를 정화 하면서 윤택하게 한다.

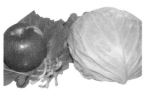

양배추는 먼저 풍부한 글루타민을 함유 제산작용과 근육세포의 재생에 좋다. 양배추의 심부분에 함유된 비타민u는 우리 몸 안에서 비타민 B4를 생성한다. 지방을 에너지원으로 바꿔주는 비타민b4가 부족하게 되면 지방이 분해되지 않고 그대로 체내에 쌓이게 되는 것이다. 양배추의 풍부한 칼슘은 인과 나트륨을 조절하며 동물성 단백질,가공식품에 많이 함유된 인이나 나트륨의 섭취가 많게 되면 뼈에 함유된 칼슘이 빠져나와 뼈를 약하게 만들고 골다공증을 촉진하게 된다.

우울증의 혈압조절에 좋은
야채 과일 맞춤주스

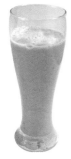

●준비할 재료●
양배추 50g, 사과 1/2개, 케일 100g

●조리순서Steps●

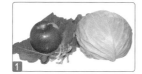

1 손질한 재료를 깨끗이 씻어 물기를 뺀다.

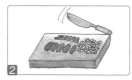

2 깨끗이 씻은 재료를 잘게 썰어 준비한다.

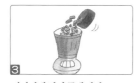

3 믹서기에 넣어 곱게 간다.

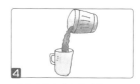

4 컵에 따라서 마시면 된다.

Tips

양배추의 풍부한 칼슘은 인과 함께 나트륨을 체외로 배출한다. 또한 풍부한 라이신이 두뇌활동에 필요한 수험생, 공부하는 아이들에게도 좋다.

■ 우울증을 상담할 수 있는 곳

1. 보건복지부에서 운영하는 정신건강 상담(1577-0119)은 24시간 이용이 가능하며, 보건복지부 긴급전화 (129)를 통해서도 위기 때 상담이 가능하다.
2. 대부분의 시·군·구 단위에서 운영하고 있는 정신보건센터를 통하면 전문의상담과 사례관리를 제공 받을 수 있다.
3. 인터넷상에서는 신경정신의학회에서 운영하는 웹사이트 해피마인드를 통해 우울증에 대한 정보와 무료상담이 가능하다. 또한, 서울광역정신보건센터 위기관리팀에서 운영하는 사이트를 방문하시면 인터넷 채팅으로도 상담을 할 수가 있다.

다행스럽게도 우울증은 효과적인 치료방법을 통해 치료될 수 있는 질환이기 때문에 초기 완치율이 2개월 안에 70~80%까지 이른다. 우울증은 절대로 부끄러워할 질병이 아니기 때문에 증상이 악화된다면 곧바로 전문의를 방문하여 상담과 약물치료로 이겨내야 한다.

참고자료
서울대병원, 세브란스병원, 그밖의 정신과 병원 등